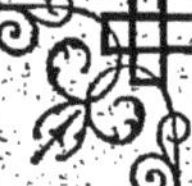

ÉTUDE D'HYGIÈNE PROFESSIONNELLE

L'HYGIÈNE DES TANNEURS

PAR

C. GUIGNARD

Aer pabulum vitæ.

PARIS
VEUVE FRÉDÉRIC HENRY, LIBRAIRE-ÉDITEUR
13, rue de l'École-de-Médecine

L'HYGIÈNE

DES TANNEURS

PARIS

IMPRIMERIE BREVETÉE DE VEUVE ÉDOUARD VERT

29, RUE NOTRE-DAME-DE-NAZARETH, 29.

ÉTUDE D'HYGIÈNE PROFESSIONNELLE

L'HYGIÈNE DES TANNEURS

PAR

C. GUIGNARD

Aer pabulum vitæ.

PARIS
VEUVE FRÉDÉRIC HENRY, LIBRAIRE-ÉDITEUR
13, rue de l'Ecole-de-Médecine

A MADAME

AUGUSTE PELTEREAU

(DE CHATEAURENAULT)

Madame,

Permettez-moi de vous dédier cette monographie sur l'HYGIÈNE DES OUVRIERS TANNEURS.

C'est à la sœur de MONSIEUR PLACIDE PELTEREAU, si rapidement enlevé à l'industrie dont il était l'honneur ; c'est à la femme si exceptionnellement douée, qui unit toutes les qualités du cœur à la supériorité de l'intelligence, que je suis heureux d'en faire l'hommage respectueux.

C. GUIGNARD.

L'HYGIÈNE DES TANNEURS

Il y a quelques années déjà que cette étude sur l'*Hygiène des Tanneurs* parut par fragments et sous diverses têtes de chapitres dans le journal *la Halle aux Cuirs*. Ce fut un honneur pour nous, précisément au début de notre carrière, d'être compté au nombre des collaborateurs de M. Charles Vincent, rédacteur en chef et propriétaire de ce journal.

Cette étude avait pour titre : *Hygiène des Tanneries*.

Si nous modifions ce titre aujourd'hui en : *Hygiène des Tanneurs*, c'est autant à cause de certaines modifications et additions que nous avons introduites dans notre travail, que pour attirer, au point de vue naturel et essentiellement humain où nous nous efforçons de nous tenir, l'attention des esprits distingués qui sont appelés à nous lire et à nous comprendre, sur la vie de l'ouvrier.

C'est là un point capital.

L'ouvrier est la première force d'une industrie quelle qu'elle soit.

Il faut la ménager.

Elle doit être l'objet constant des préoccupations des maîtres de fabrique.

Il s'est fait depuis quelque temps un grand progrès de ce côté, et nous avons été heureux de nous associer à ce courant d'idées dans un journal professionnel qui passe comme un modèle du genre et qui paraît depuis vingt-deux ans, et ce n'est pas sans une satisfaction profonde et vive qu'il nous a été donné de constater, dans la presse en général et dans les journaux scientifiques, un mouvement particulier et digne de tous les encouragements qui porte ceux que cela doit intéresser à s'occuper des travailleurs, de leur santé, de leur bien-être.

Les auteurs qui se sont particulièrement occupé des questions qui se rattachent à l'hygiène des ouvriers tanneurs, et dont les observations nous ont servi, sont utiles à faire connaître; nous devons citer, au premier rang, M. Beaugrand, le regretté bibliothécaire de l'Ecole de médecine, qui avait bien voulu nous donner quelques conseils et des encouragements au commencement de nos études et dont le mémoire est si remarquable ; M. Alexandre Layet, de l'Ecole de médecine navale de Rochefort, a publié un excellent traité de l'hygiène des professions et des industries où les peaussiers ne sont pas oubliés. MM. Pecholier et Saint-Pierre ont publié, en 1864, dans le *Montpellier médical*, une hygiène des ouvriers peaussiers. M. Trebuchet a donné dans les *Annales d'hygiène*, en 1861, un rapport sur le travail des peaux et débris d'animaux; M. Joltrain a fait un travail sur le tannage des peaux par les procédés ordinaires et par le perchlorure de fer qui est rempli de très justes considérations (*Journal d'Hygiène* 1877); nous citerons encore notre très compétent et excellent ami Félix Bremond ; dans un autre ordre d'idées non exclusivement hygiénique, les travaux de M. Bourgeois (d'Etampes), et de M. Manoury (de Chartres), sur la pustule maligne.

Qu'il nous soit donc permis d'écrire, en rendant un juste hommage aux travaux de ces savants, qu'il n'est pas de plus attachante et instructive étude et qu'il n'en est pas de plus utile. C'est avec juste raison qu'on s'occupe de plus en plus de l'hygiène des professions. C'est notre prospérité nationale française, qui n'est en somme que la résultante des prospérités particulières et des richesses de chacun, qui est ici en question.

Nous venons de nous occuper de la vie et de l'existence des enfants, cette réserve de l'avenir. Nous sommes heureux, en voyant cette monographie appelée à passer de nouveau sous les yeux du public, de penser qu'elle vulgarisera une idée que nous croyons bonne et patriotique, l'idée que l'existence des hommes est précieuse et que c'est la richesse féconde du présent !

C. G.

Paris, Février 1879.

L'HYGIÈNE DES TANNEURS

PREMIÈRE PARTIE

I

De l'état des tanneries. — L'ouvrier tanneur en général. — La question de l'alcoolisme.

Au premier rang des inconvénients auxquels peut donner lieu l'établissement d'une tannerie, on doit placer le danger des incendies. Ce danger, pourtant, n'est pas aussi grand encore, au point de vue de l'hygiène générale, qu'on le trouve dans certaines industries du même genre, grâce à des conditions spéciales et aussi aux précautions d'usage que maîtres et ouvriers ne manquent jamais de prendre contre ce fléau redouté (1).

(1) On ne saurait trop louer la prudente intelligence des maîtres de fabrique qui considèrent la pompe à incendie comme un complément nécessaire à leur établissement et qui exercent de temps à autre leurs ouvriers aux manœuvres. Chaque tannerie un peu importante devrait avoir sa pompe.

Si les lois ont souvent été sévères pour les tanneries, il faut avouer que la crainte du feu n'a cessé de préoccuper avec juste raison les législateurs.

Autrement on s'expliquerait difficilement les rigueurs constantes des règlements de police ; comment concilier, en effet, avec ces derniers la flatteuse tradition populaire à l'égard de la salubrité du métier en lui-même ?

Certains métiers, par leur action déprimante sur l'économie humaine et tout en paraissant en temps ordinaire n'engendrer aucune affection particulière, n'échappent pas aux épidémies. Victimes prédestinées, ces gens y semblent comme infailliblement voués d'avance. Dans les cas d'épidémies, au contraire, les tanneurs semblent épargnés.

La préparation des peaux, tannage ou mégisserie, comprend un grand nombre de spécialités différentes : l'ouvrier est aux pelains, il ébourre ou bien il est à la cour employé aux cuves. Il y a encore les ouvriers de rivière, puis le tannage proprement dit; il y a les corroyeurs en plusieurs genres, il y a l'égraminage et bien d'autres spécialités diverses qui, sans être en contradiction, sont de caractère opposé ; elles sont ralliées entre elles par le but qui est unique : *la préparation de la peau.*

Deux choses pourtant, au milieu de cette variété d'emplois opposés, attirent l'attention :

C'est le travail lui-même, quel qu'il soit.

C'est le milieu où il se fait.

L'humidité, commençons par là, joue un très grand rôle dans les affections qui peuvent atteindre ces ouvriers.

On a fait du chemin, sur la voie du progrès, depuis l'époque où les *pelains* étaient des caves, des réduits absolument obscurs, humides comme des égouts. C'était à peine si, par d'étroits soupiraux, un peu d'air et de lumière y pouvaient pénétrer. L'eau ne s'y renouvelait point convenablement et l'on n'enlevait que d'une façon irrégulière les amas de détritus qui fermentaient sur place et exhalaient une repoussante odeur.

Il faut le dire à la louange de la tannerie contemporaine française, les choses ont changé de face, et il va sans dire que l'hygiène y trouve avant tout son compte.

L'ouvrier, le premier intéressé, s'en porte mieux, c'est l'essentiel, et il soigne mieux ce qu'il fait.

L'ouvrier tanneur a un fond de caractère spécial et une allure qui lui appartient en propre.

C'est avec raison que l'on a prétendu que la profession imprimait à l'individu un certain cachet et comme un type particulier. C'est vrai pour le marin et pour le soldat. C'est également vrai pour l'ouvrier couvreur, pour le vigneron, etc. C'est vrai surtout pour le tanneur.

L'ouvrier de rivière, qui reste penché sur son chevalet des journées entières, est comme cassé en deux; il porte les bras en avant et en les balançant; sa tête est inclinée sur sa poitrine. Il en est de même des *coucheurs* en fosse.

Les corroyeurs, au contraire, sont raides et marchent droit, la tête relevée en avant et comme contracturée par les muscles du cou; ils ont la poitrine large. Les jeunes ouvriers ont une allure crâne et sont assez soigneux de leur personne.

Les tanneurs employés aux travaux de la cour n'ont pas la même démarche; leur allure est celle de tous les journaliers, de tous les hommes de peine.

Il y a de tout jeunes gens employés aux tanneries, ce sont des commissionnaires; on les emploie encore à des ouvrages peu fatiguants.

En dehors de l'atelier, le tanneur est gai : il n'est point indifférent aux douceurs de la vie de famille. Il porte volontiers sa coiffure de côté ou sur le derrière de la tête. En semaine, il aime à aller dehors avec son tablier et ses instruments de métier dont il est fier. Les gros sabots lui donnent une démarche pesante.

Les personnes qui l'approchent peuvent se rendre compte d'une odeur *sui generis* qui imprègne tous ses vêtements. Un tanneur se sent de très loin.

Nous suivrons cet ouvrier à travers son existence de tanneur et nous chercherons avant tout, car la chose semble d'un certain intérêt, ce qui pourrait venir compromettre son économie.

Ses parents sont sains et robustes et si son instruction est à peine rudimentaire, son corps est bien musclé et il est très ingambe.

Il a été élevé, je le suppose, au voisinage de la tannerie ; c'est sur des monceaux de tannée qu'il a pris ses premiers ébats; ses jeux se sont passés aux abords du courant d'eau où son père lave les peaux et jette les morts pelains. Et dans l'endroit qu'il habite, soit insouciance, soit habitude, on ne s'est jamais cru malade pour s'être trop approché d'une fabrique de cuirs.

On a commis à ce sujet bien des erreurs ; les odorats susceptibles ont fait naître bien des préjugés.

Si on s'en tenait à ce qui a été dit, si l'on n'avait pas soin de consulter les gens de la pratique, les hommes du métier ou ceux qui les approchent, on pourrait, étant données certaines conditions où vivent les tanneurs, tirer pour la santé des ouvriers de sombres conclusions; et, s'indignant à ces noirs tableaux, des âmes éloquentes pourraient trouver des phrases humanitaires bien sonores, mais sans fond.

C'est pour avoir voulu juger la chose de son cabinet et sans daigner pénétrer dans l'intérieur d'une tannerie, qu'un vieil auteur, le plus ancien peut-être de tous ceux qui ont écrit sur les maladies des artisans, le pessimiste Ramazzini, nous a dépeint, avec de lugubres pinceaux, la position des ouvriers tanneurs. « Les tanneurs, dit-il, ont le visage blême et cadavéreux ; ils sont enflés, essouflés, d'une couleur livide et très sujets aux maladies de la rate.

J'en ai vu beaucoup d'hydropiques. Comment, en effet, dans un lieu humide, dans un air infecté de vapeurs putrides, où ces ouvriers restent presque toujours, comment, dis-je, les organes vitaux et animaux pourraient-ils rester intacts et l'économie de tout le corps n'être pas altérée ? » (*Ramazzini. — Essai sur les maladies des Artisans. — Trad. de Fourcroy. — Paris*, 1777, *p*. 174).

Plusieurs auteurs, et parmi ceux que l'on cite, ont, pour ne s'être pas rendu compte par eux mêmes de la vérité des choses et s'inspirant sans doute du texte qui précède, singulièrement propagé l'erreur. Cette erreur a entretenu sur la profession qui nous occupe et que nous avons étudiée dans ses influences prises sur le fait, des préjugés regrettables et que notre époque voit heureureusement disparaître.

Combien d'ordres royaux, combien de règlements affichés, combien d'avertissements publiés à son de trompe, sur l'établissement des tanneries qui était si difficile, et sur la police des cuirs qui était si sévère !

Si l'on s'était avisé de pénétrer, bravant d'abord la répugnante mais innocente odeur, au sein d'une tannerie et de dresser la statistique grossière des maladies des tanneurs, proportionnellement, on fût arrivé bien vite à des résultats étonnants ! Il faut avoir, comme nous l'avons fait, patiemment parcouru ces indigestes manuscrits des siècles passés sur la police des cuirs pour se faire une juste idée de la défiante exagération avec laquelle on jugeait les influences délétères de cette industrie.

La justice s'est faite peu à peu; des esprits sérieux ont appelé l'attention *loyale* des législateurs sur les métiers malsains et sur les industries coupables.

Il y a ici une remarque fort curieuse à faire, c'est qu'à mesure qu'on approche de notre époque la sévérité des ordonnances sur la tannerie diminue, et que si l'on compare nos règlements à ceux des siècles passés, on voit que, plus justes et inspirés par un esprit plus intelligent et plus large, ils attribuent beaucoup moins de danger que les anciens à l'industrie des cuirs.

Certaines localités, essentiellement habitées par des tanneurs, sont là pour porter témoignage en faveur de ce que j'avance.

J'indiquais précédemment, en signalant un danger possible, l'état de propreté douteuse dans lequel se trouvent parfois les pelains. Il ne faudrait pourtant pas s'imaginer, d'après mes propres paroles, que cette odeur, d'ordinaire repoussante pour des novices ou pour des étrangers, que cette putréfaction des substances animales qui donne lieu à des formations lentes d'ammoniaque, d'acide carbonique, d'hydrogène combiné soit avec le soufre, soit avec le phosphore, soit enfin avec le carbone lui-même, donnent naissance à des accidents nerveux et produisent les affections putrides qu'on se hâte de supposer fatales. L'état habituel et constant de la santé chez les ouvriers tanneurs est contradictoire à de pareilles conclusions.

Les tanneries sont habituellement placées dans des espaces libres, assez vastes et très ouverts. Les travaux qu'on y fait réclament, de la part de ceux qui s'y livrent, une certaine vigueur. Ces travaux se font au grand air et dans le voisinage des eaux courantes : les tanneurs gagnent du reste à cet exercice et à ce séjour un appétit proverbial.

Les émanations fortifiantes du tan qui imprègne tout, qu'on respire partout (nous reviendrons sur les qualités salutaires de cet agent), agissent d'une façon efficace; elles semblent tonifier tout l'individu, exciter la vitalité de tous ses organes.

Les gaz qui se dégagent sont surtout de l'hydrogène sulfuré ou phosphoré, de l'hydrosulfate d'ammoniaque, de l'acide carbonique, de l'hydrogène carboné. Ces gaz sont d'ailleurs dangereux ; mais leur faible proportion, l'intermittence même de leurs émanations, rend leur action insensible sur l'ouvrier chez qui l'habitude du séjour dans la tannerie a émoussé peu à peu la sensibilité, si excitable à ce point de vue chez les autres.

Il sera bon, néanmoins, de ne pas s'endormir dans une fausse sécurité qui pourrait, à propos de ces émanations miasmatiques, avoir de graves inconvénients. C'est dans les saisons extrêmes qu'il faut être surtout en garde au milieu des grandes chaleurs de l'été où la fermentation marche si vite ou bien encore dans les grands froids de l'hiver qui localisent et immobilisent les miasmes accumulés souvent en quantités considérables dans des espaces hermétiquement fermés. Nous répéterons ici qu'il faut provoquer des courants d'air, ouvrir largement les ateliers avant les moments du travail et pendant les repas des ouvriers. On ne saurait trop insister sur ce point.

Nous examinerons plus loin, avec détail, les maladies qui peuvent se développer chez le tanneur dans le travail des peaux qui surviennent d'animaux morts malades d'affections contagieuses.

Si les tanneurs sont astreints par métier à un exercice fort rude et à une énorme dépense de forces, si on les voit avant même une vieillesse avancée devenir cachectiques et sous le coup d'une misère physiologique prononcée, il demeure un fait constant, c'est qu'il n'est point rare de voir des jeunes gens de constitution chétive et d'apparence affaiblie devenir, au début de leur profession et sous l'influence de ce travail, bien portants et vigoureux. Une conduite irrégulière, les écarts de régime, les excès alcooliques, auxquels on voit ces jeunes ouvriers s'adonner avec une passion malheureuse, finissent par altérer néanmoins des tempéraments si bien formés.

Pauvre jeune homme, embauché hier dans ces ateliers, ce n'est plus ton travail qui va venir menacer ta santé florissante et battre en brêche ton heureuse constitution, c'est la désertion du travail. Ce n'est point la fabrique, ni ses machines, ni ses peaux qui vont user ta vie, altérer tes forces : c'est le débit qui est à côté. Dieu t'en préserve et tu vivras sans médecin.

Mais nous voilà ici sur un domaine différent, le domaine de l'hygiène privée. Car c'est en dehors de la fabrique qu'il contracte ces funestes habitudes, et le seul moyen d'améliorer l'état sanitaire de l'individu, c'est de perfectionner son éducation et d'élever son niveau intellectuel. Il est indispensable de faire germer, chez tous ces ouvriers livrés en quelque sorte par tradition à une existence peu réglée, des idées d'ordre et d'économie.

Il ne sera sans doute point déplacé ici de rechercher comment et dans quelle mesure les tanneurs, pris en général, sont sujets à l'alcoolisme.

Parmi les maladies spéciales auxquelles il est difficile aux ouvriers tanneurs de ne pas être assujettis par une conséquence fatale de leur travail lui-même, ou bien par un résultat nécessaire des conditions où ils se trouvent, il en est une qui doit nous occuper d'abord. L'alcoolisme est en effet un point curieux d'hygiène. Cette habitude funeste, qui n'est point, si l'on veut, un caractère particulier aux tanneries, mais qui, à cause même de sa généralité, est un vice commun à toutes les professions, offre à considérer des idées qui ne sont nullement déplacées dans n'importe quelle étude d'hygiène industrielle, et ici peut-être moins qu'ailleurs.

Un fait digne de remarque, en effet, c'est que tous les ouvriers qui travaillent les pieds dans l'eau se livrent à l'alcoolisme.

Toute la classe ouvrière de France comme celle des pays étrangers subit l'alcoolisme, et si une chose pouvait, chez nous, nous en consoler, ce serait sans doute de considérer que l'intoxication par le vin en excès, que l'empoisonnement chronique par les boissons fermentées est bien plus considérable, bien plus énorme chez les classes laborieuses des autres peuples que chez les classes laborieuses de notre pays. Dans l'Angleterre, dans tout le Nord, en Allemagne, en Suède, pays tous si ingénieux, dans l'Amérique tout entière, particulièrement aux Etats-Unis et dans les îles, l'alcoolisme règne sur toute la ligne et domine toutes les autres maladies des ouvriers de manufacture.

Je n'entends parler ici que des ouvriers tanneurs seuls ; et bien que ce que je vais dire ne doive point corriger les coupables, et quoique mes paroles ne soient probablement point destinées à aller jusqu'à eux, je n'en veux pas moins, sans prétention d'aucune sorte, constater un fait réel et diriger l'esprit de ceux qui me liront sur un point intéressant à plusieurs titres et qui se rattache naturellement au cadre de mon sujet.

En France, à Paris comme dans les villes de province, ce n'est d'ordinaire ni avec l'absinthe, qui est pour le quart-d'heure comme le bouc émissaire de tous les impôts dictés en vue de l'hygiène des masses, ni avec les alcools, sous quelque nom qu'on les absorbe ou qu'ils se présentent à la dégustation des amateurs, ce n'est point avec cela que les ouvriers tanneurs se grisent à leur jour de débauche hebdomadaire. Dans les contrées où la bière et le cidre sont fabriqués et coûtent peu, c'est à ces boissons fermentées qu'ils s'adressent ; mais dans la généralité des pays, le tanneur s'alcoolise avec le *vin.*

Le vin blanc, surtout pris en excès dès le matin et par conséquent à jeun, agit sur le cerveau et précipite d'une façon considérable cette série de symptômes alcooliques que la médecine désigne sous le nom de *delirium tremens.*

L'habitude traditionnelle de *tuer le ver*, c'est ainsi que les ouvriers désignent leur premier déjeuner au vin blanc, a dans beaucoup de pays les plus funestes effets.

C'est donc par le *vin*, le *jus de la treille*, comme on chantait sous le premier Empire, bien que les treilles n'aient jamais donné que le raisin, que le tanneur arrive à l'alcoolisme : c'est par le *vin*.

Qu'il nous soit permis d'examiner ici ce que nous entendons par ce mot d'alcoolisme ; qu'il nous soit permis de dire également ceux à qui nous l'appliquons, et, sans conseils, d'exprimer quelles en peuvent être les suites chez ceux-là.

Il serait, certes, naïf de notre part de répéter ici, et à propos des ouvriers tanneurs dont nous nous préoccupons avant tout, ces phrases toutes faites et qui existent par milliers dans tous les livres des moralistes sur l'alcoolisme et sur ses suites fatales. Il est néanmoins curieux de considérer quelles sont particulièrement, dans les spécialités diverses qu'embrasse cette considérable industrie de la tannerie, celles qui comptent le plus d'ouvriers adonnés à la déplorable intoxication de l'alcool. Car, pour nous, l'abus que l'on fait des boissons fermentées n'est pas autre chose qu'une lente intoxication. L'alcool agit, en effet, sur celui qui le boit, comme un véritable poison ; il agit comme le mercure sur celui qui le travaille et qui le respire, comme le blanc de céruse chez celui qui l'emploie ; comme un verre de laudanum qu'on absorbe d'un trait quand on en a assez de la vie et qu'on veut se tuer.

Pour s'infiltrer chez le tanneur d'une façon graduelle, chronique et lente, hebdomadairement et par chaque lundi de chaque semaine, l'effet pour cet ouvrier, au point de vue exclusif de son hygiène, demeure identique et reste le même : c'est toujours l'abrutissement dans son intelligence et une dégradation profonde dans sa santé.

Quel est donc celui qui s'alcoolise d'ordinaire dans la catégorie des ouvriers tanneurs ? Disons-le tout de suite, ce n'est point celui qui est employé à la cour. Celui-là d'abord est le moins rétribué de tous, et il se trouve par rapport à la tannerie dans des conditions particulières, exceptionnelles, qu'il est bon de signaler au passage. L'homme de cour n'est point le tanneur. Malheureux dans son métier, déserteur forcé d'une profession où il n'a pu d'abord réussir, il s'est fait manœuvre et, à un âge déjà avancé de la vie, il s'est introduit parmi les tanneurs. Cet homme-là n'est point l'ouvrier qui s'alcoolise ; il est d'ordinaire plus malheureux que tous les autres et il économise ; il est sage, car il a des ruines à réparer. Et puis, c'est encore quelquefois un pauvre vieillard qui s'estime bien heureux de pouvoir, avec le minimum d'efforts à faire, traîner une brouette ou balayer un cuir, gagner le minimum de salaire.

L'apôtre fervent du lundi, le vaillant champion de la bouteille joyeuse, c'est l'ouvrier corroyeur qui gagne un prix raisonnable ; c'est l'ouvrier de rivière qui juge fort à propos d'aller sans doute compenser au cabaret, où l'on boit du vin, le déplaisir d'être en contact durant toute la semaine avec l'eau de la rivière ; et cela les prend, ces ouvriers qui pourraient vivre aisément et bien, et qui ont le plus souvent femme et enfants, entre l'âge de 25 et l'âge de 50 ans, c'est-à-dire en pleine activité et dans la période la meilleure de leur vie d'ouvrier.

Un résultat fatal qui entraîne le buveur à s'adonner toujours et de plus en plus à ce qu'on pourrait appeler *sa manie* pour le vin, c'est qu'il ne tarde pas à arriver à un degré de dyspepsie où, ne pouvant plus manger, il s'adresse à la boisson pour se nourrir. C'est alors qu'il tombe définitivement sous l'empire de cet état pathologique qui ne pardonne jamais, qui est un type de maladie particulière, et qui constitue le véritable *alcoolisme*.

J'ai vainement cherché s'il existait chez les tanneurs des cas d'aliénation mentale occasionnés par l'alcool ; on sait sans doute que le contingent fourni par l'intoxication alcoolique aux établissements spéciaux est de 25 p. 0/0.

— Ce que je puis seulement affirmer, c'est que les affections cérébrales, que j'attribue beaucoup aux boissons fermentées, quoique un certain nombre appartienne, pour les tanneurs particulièrement, chez lesquels on remarque souvent les douleurs rhumatismales, à la diathèse rhumatismale comme les méningites, sont dans la proportion suivante : 10 cas sur 538 parmi les corroyeurs, 9 cas dont 3 décès sur 428 parmi les tanneurs proprement dits; enfin, 7 cas sur 372 mégissiers. — Ajoutons ici, pour être complet, que les ouvriers tanneurs éviteront en fuyant l'ivrognerie, en dehors de toutes les affections gastro-intestinales, des accidents variés : les contusions, les plaies, les fractures, toutes les lésions traumatiques qui ne s'expliquent pas d'une façon suffisante par le genre de leurs occupations ordinaires; les chiffres qui suivent sont significatifs et éloquents. — Les affections traumatiques, fractures et luxations, se sont élevées, sur 538 corroyeurs, au nombre relativement considérable de 65 (dont 1 décès), tous soignés dans les hôpitaux de Paris; sur 428 tanneurs, nous consignons 40 cas (dont 1 décès) du même genre; sur 392 mégissiers, 45 cas (dont 2 décès). Leurs travaux à tous ne suffisent pas certainement pour expliquer tous ces accidents.

Ces relevés statistiques pourront atténuer la valeur de ce dicton populaire qui prétend accorder *un dieu aux ivrognes*, une divinité protectrice chargée de veiller à ce qu'ils ne se fassent aucun mal quand il leur arrive de tomber. Il ne faut voir là que l'absence, chez l'ivrogne, de cette contraction musculaire instinctive de tous les membres qui se produit spontanément chez un homme rassis qui perd son centre de gravité.

En outre, on pourra remarquer qu'il arrive pour les tanneurs alcooliques ce qui arrive pour tous ceux qui prennent le vin en excès; la moindre blessure, la plus légère contusion, détermine fatalement dans les parties atteintes des suites fâcheuses et des accidents toujours graves ; des phlegmons diffus succèdent à de simples piqûres; des ecchymoses considérables viennent à la suite de pressions faibles. Il semble que les tissus de l'individu imbibé d'alcool sont déjà sous le coup d'une désorganisation latente, et que toute l'harmonie de son être est profondément altérée dans le fonctionnement de ses organes.

Ceux qui ont pénétré dans les mœurs des tanneurs pourront dire si nous faisons ici la part trop belle à l'alcoolisme ou plutôt si nous la lui faisons trop mauvaise.

Le médecin peut raccommoder, le lendemain d'un lundi, le bras ou la jambe fracturés d'un tanneur pochard la veille; il peut atténuer certains effets de *delirium tremens*, mais là se borne son office et se limite sa juridiction. — Pour prévenir toutes ces choses il faut supprimer *l'alcoolisme* et c'est une œuvre que l'hygiène industrielle doit attendre de l'éducation et de l'instruction.

Pour les tanneurs et les mégissiers, comme pour tant d'autres artisans, le véritable moyen de faire disparaître la plaie de l'alcoolisme, c'est en élevant l'intelligence d'améliorer l'état moral par l'éducation. Il faut instruire les ouvriers tanneurs; il faut développer chez eux l'espérance d'une vie aisée acquise par le travail et l'économie. Les sociétés de secours mutuels ont rendu à cet égard de notables services, et on a vu plusieurs patrons animés d'idées libérales en prendre la direction. Initiative louable, tendance heureuse qu'il importe d'encourager! Beaucoup de tanneurs et mégissiers, etc., y sont associés dans les quartiers Saint-Marcel et du Jardin-des-Plantes. Les ouvriers de Paris sont généralement avides d'instruction et les bibliothèques municipales qui se répandent, certains cours publics sont d'excellents moyens pour les arracher aux dégradantes séductions du cabaret. Les caisses d'épargne viennent encore favoriser le souci de l'avenir, ce mobile si puissant de bonne conduite. En consultant les comptes rendus de la Caisse d'épargne de Paris depuis une dizaine d'années, on a trouvé annuellement inscrits un nombre variable de tanneurs et corroyeurs, entre 112 et 211, offrant diverses oscillations, mais sans ralentissement et plutôt même avec tendance à s'accroître; le chiffre moyen des sommes déposées était à peu près de 27,000 fr. (1).

II

De la pustule maligne.

La pustule maligne est, pour ainsi parler, l'affection professionnelle classique du tanneur et du mégissier.

C'est un mal que leur transmet directement la *peau* qu'ils travaillent.

Il est donc juste qu'en passant en revue les affections du métier, nous commencions par celle-là.

Il devient possible à l'ouvrier de s'inoculer la pustule maligne, si les peaux soumises à son travail ont appartenu à des animaux qui en étaient atteints.

Les vieux règlements qui, vu la multitude de leurs statuts, tombaient quelquefois juste, bien qu'ils demeurassent très souvent impraticables, exigeaient que tout fabricant tanneur de cuir ait vu l'animal avant d'entreprendre d'en tanner la peau.

D'autres règlements voulaient que les peaux des bêtes malades soient fendillées et par là même rendues impropres à l'usage. Des règlements actuels confirmèrent cette

---

(1) Il faut remarquer que ceci fut écrit au commencement de 1873. Des améliorations ont depuis été réalisées

vieille et utile mesure. Il n'en arrive pas moins qu'il y a des fraudes, et c'est aux tanneurs à s'informer, à chercher, à se défier surtout dans les cas où la peste bovine règne sur une grande étendue.

La simple circulation de ces peaux, longtemps même après la mort des animaux atteints, suffirait pour propager le fléau, ruiner l'agriculture dans les pays de bétail, menacer la vie des ouvriers.

Dans une note que M. Bouley lisait dernièrement (mai 1872) à l'*Académie des Sciences* sur la police sanitaire applicable à la peste bovine, l'éminent académicien concluait « à l'enfouissement des cadavres de tous les animaux malades de la peste, sans que rien puisse en être distrait pour être utilisé d'une manière quelconque ». On se rappelle qu'à cette époque le fléau faisait de grands ravages dans nos départements du Nord.

La *pustule maligne* est une affection virulente que le tanneur ou le mégissier sont sujets à s'inoculer directement en préparant la dépouille d'un animal mort soit du charbon, soit du sang de rate, soit après avoir été surmené. Manier la peau ou la laine, ou quelques autres parties des dépouilles de ces animaux, suffit pour infecter un individu parfaitement sain. Je ne prétends point faire ici un traité de la pustule maligne chez le tanneur. Je me borne à la signaler comme une maladie fort grave et qui nécessite un traitement énergique et rapide. L'appel du chirurgien est ici de rigueur; c'est par le fer et le feu que l'on parvient à combattre cette maladie. Tout à fait en dehors de ces procédés, le docteur Schwan conseillait l'application pure et simple de décoction d'écorce de chêne. D'autres médecins préconisèrent l'emploi des feuilles ou d'écorce fraîche de noyer appliquées sur la tumeur; il paraît que cette médication aurait donné d'excellents résultats. — (V. NÉLATON.)

Voici comment s'exprime Alex. Layet au sujet de la

pustule maligne : « Comvière, cité par J. Bourgeois (d'Etampes), prétend qu'il existe sur certains cuirs de petits kystes dont la rupture laisse sortir un liquide brunâtre, susceptible de transmettre le bouton malin. D'après les renseignements qui m'ont été fournis, les peaux provenant de chèvres de Syrie doivent être redoutées. C'est pendant le craminage que les ouvriers sont exposés à s'inoculer le virus. Ils crèvent le kyste en grattant sans faire attention, et le liquide virulent jaillit quelquefois jusque sur leur visage. Le mode d'inoculation peut s'expliquer par les excoriations dont nous avons parlé, ou par les blessures ou piqûres que l'on est exposé à se faire avec les instruments chargés de principes charbonneux. »

Comme on va le voir par un exemple qui suit, il y a diverses phases dans la *pustule maligne*. Sa durée totale est généralement divisée en quatre périodes.

La première passe souvent inaperçue; on l'a appelée *période d'incubation*. Elle peut varier de quelques heures à trois jours. Son début est moins rapide quand elle provient de la dépouille de l'animal; elle est plus prompte quand elle vient d'un animal vivant ou d'un autre homme. Elle n'est guère caractérisée que par un peu de démangeaison, par un picotement vif, mais passager, dans l'endroit où se montrera plus tard la pustule. Ce sont d'ordinaire les ongles du malade, qui est poussé par une irrésistible démangeaison, qui ouvrent la vésicule. Cette vésicule donne lieu à l'écoulement d'une petite quantité de sérosité roussâtre.

A la *seconde période*, c'est une petite tache livide et grenue. Au-dessous se trouve comme un petit noyau peu saillant mais mobile. C'est la *période d'éruption*, et la maladie est alors absolument déclarée. « L'aréole, dit Follin, qui entourait le premier noyau d'induration s'étend peu à peu jusqu'à un centimètre environ. La circonférence interne de cette aréole, qui sert de limite à l'eschare devient le siége d'un cercle de vésicules qui contiennent une sérosité citrine ou sanguinolente, le tout ressemble alors à un chaton de bague entouré de petites perles. L'anneau vésiculaire est quelquefois complet, tandis que dans d'autres cas la circonférence est seule recouverte de vésicules : on voit plus rarement ce cercle comme formé d'un chapelet à grains séparés. » (*Pathologie externe*. Tome I, page 566). Cette période peut durer cinq jours, mais très rarement davantage.

La *troisième période*, ou période d'intoxication, nous offre le malade tout à fait anéanti. L'engorgement se propage. Le malade est somnolent; il a la peau chaude et sèche en même temps. Son regard devient inquiet. Si le médecin appelé peut augurer une terminaison heureuse, on voit alors un cercle inflammatoire se dessiner nettement autour de l'eschare. Une suppuration de bonne nature s'établit; il s'opère une transpiration douce. Ce n'est qu'après que l'eschare s'est détachée qu'on se rend compte des désordres commis.

En dehors de cette marche régulière, la pustule peut suivre une marche plus rapide. Elle est fréquente sous ses diverses formes en Bourgogne, en Beauce, en Franche-Comté, en Alsace, dans la Brie, etc....

La présence du virus charbonneux dans le sang a donné lieu à une foule de controverses médicales. Nos plus récents auteurs réunissent ses diverses formes sous l'appellation générale de *maladie charbonneuse* qui se subdivise en trois variétés : La forme pustuleuse ou *pustule maligne;* la forme œdémateuse ou *œdème malin* ou *charbonneux;* et enfin la forme *fébrile* ou *fièvre charbonneuse.*

Sur la statistique du docteur Beaugrand (1), on constate

(1) *Beaugrand.* — Recherches historiques et statistiques sur les maladies des ouvriers qui préparent les peaux en général et sur celles des tanneurs en particulier. (*Ann. d'Hygiène.* — Tome 28. — Année 1862.)

sur les 1,358 cas consignés, 1 décès par la *pustule maligne*, et c'est le seul cas qu'il consigne.

Malgré ces chiffres, qui nous laisseraient dans une sécurité assez rassurante sur la maladie qui nous occupe, plusieurs raisons me font croire que la pustule maligne, chez les mégissiers, est plus fréquente que cette statistique l'établit et par conséquent qu'on doit la redouter davantage. Cette affection est, dès le début, souvent méconnue et la rapidité avec laquelle elle frappe d'ordinaire ses victimes empêche de l'observer toutes les fois qu'elle arrive et de la noter dans tous les cas où elle se présente.

Une femme employée chez M. X***, rue du Fer-à-Moulin, eut, il y a deux ans, un phlegmon très étendu du bras qui n'avait d'autre origine que la pustule maligne inoculée.

Je vois, pour le moment, dans une des salles de chirurgie de l'hôpital de la Pitié, un ouvrier mégissier que M. le docteur Verneuil a opéré d'une pustule maligne que l'on n'avait pas d'abord reconnue ; on l'avait prise pour un petit furoncle. (Décembre 1873.)

Le 17 décembre dernier, au matin, P*** (Pierre), âgé de trente-deux ans, ouvrier mégissier, chez M. G***, après s'être livré sur des peaux de chèvres, qui paraissaient de bonne provenance, au travail de *l'égraminage*, ne tarda pas à s'apercevoir qu'il avait au front un petit point pustuleux assez semblable à une morsure de puce et qui lui donnait un sentiment de chaleur et de démangeaison. Ce petit point, alors gros tout au plus comme la tête d'une épingle, ne fit que s'étentre jusqu'à la fin du jour. D'ailleurs, ni souffrance, ni fièvre. La démangeaison devenait seulement de plus en plus vive, et, ce soir là, le malade ne put s'endormir.

Le lendemain, mercredi, le malade vint à la consultation de l'hôpital, et celui qui fut chargé de l'examiner lui déclara que ce n'était qu'un petit furoncle ; pourtant, le souvenir de plusieurs de ses camarades, qui avaient été atteints du charbon, ne sortait pas de l'esprit de cet ouvrier; mais il eut beau insinuer la chose, on n'y prit garde et on le renvoya.

Du mercredi au samedi, l'auréole brunâtre s'était étendue à toute la partie centrale du front et une vive inflammation ayant envahi toutes les parties voisines, le malade y voyait à peine clair. La cuisson était dévorante et la tête gonflée du malade était devenue énorme. il vint en cet état trouver M. Verneuil, chef du service de chirurgie, qui reconnut la nature de son mal et décida une opération immédiate. M. le Dr Verneuil incisa en croix la tumeur gangreneuse et il y fit jusqu'au lendemain appliquer du *sublimé corrosif* qui eut le meilleur résultat.

Le mégissier est aujourd'hui guéri de sa pustule ; mais il revenait ces jours derniers reprendre son lit à la Pitié. Pour s'être mis trop tôt à l'ouvrage, un érysipèle facial, qui avait débuté par la plaie du front, s'était déclaré chez lui.

Il m'a été donné de voir à l'hôpital Saint-Louis (service de M. Péan) et à l'Hôtel-Dieu (service de M. le professeur Richet), des cas de pustule maligne chez des bouchers et des mégissiers. — J'en ai vu un cas chez un cardeur de matelas qui avait été inoculé apparemment par des poils infectés. Une autre fois, ce fut chez un porteur à la Halle qui avait transporté des peaux et des viandes arrivées de la province.

Dans certains pays, dans la Beauce (1) par exemple, on dit la pustule maligne, chez ceux qui préparent les peaux, plus fréquente qu'ailleurs.

Au début, cette affection peut être souvent méconnue et l'on cite des exemples de mégissiers qui sont morts avant qu'on ait eu le temps de reconnaître de quoi ils

(1) Voir l'intéressante monographie de M. Bourgeois, d'Etampes.

étaient atteints. C'est le plus ordinairement à la face que se manifeste le petit bouton de la pustule maligne qui donne souvent lieu à une infection générale de l'économie si on ne le cautérise pas à temps. On l'a observé quelquefois au bras et à la cuisse. Si l'on a aux mains des écorchures, c'est précisément par là que l'inoculation se fait. En général, on peut dire que c'est dans les endroits où la peau est plus fine et plus délicate et où elle se trouve à découvert.

On ne saurait trop recommander aux gens du métier d'être en garde, au moindre bouton dans les parties que nous signalons, contre la pustule maligne si insidieuse et si perfide parfois. Il faut se hâter d'appeler le médecin. Il faut s'empresser de lui obéir quand il ordonne le *sublimé corrosif* qui semble, comme le prouve la grande expérience des médecins de la Beauce, être le meilleur caustique. Le fer chaud cautérise aussi avec avantage. On en a obtenu de bons résultats. On devra s'efforcer de soutenir les forces du malade par les toniques et par les excitants; les préparations vineuses de quinquina, le bouillon froid, en même temps qu'on pratiquera sur le corps des lotions aromatiques. (Follin.)

Voici (1) un second individu atteint du même mal presque immédiatement après celui que nous venons de citer, et pris dans le travail d'égraminage; il nous a beaucoup frappé et nous ne pouvons nous dispenser, en continuant ces causeries, de revenir sur ce sujet.

Ce n'est, certes, pas sans raison qu'on nous a vu insister sur la gravité de la pustule maligne et sur sa fréquence quand les tanneurs, et surtout les mégissiers, travaillent,

(1) J'ai cru ne devoir rien changer à la disposition de ce chapitre, qui suivit le précédent dans le journal *la Halle aux Cuirs*.

sans qu'ils en puissent avoir le moindre doute, les peaux d'animaux infectés. En effet, à peine le cas que, il n'y a pas longtemps, nous citions chez un ouvrier de M. G*****, s'était-il manifesté, et nous avons vu comment l'ouvrier avait pu échapper aux fatales conséquences du mal, qu'un second, camarade du premier, et occupé dans la même fabrique, fut presque immédiatement atteint de symptômes analogues et frappé des mêmes accidents.

Le nommé B*****, ouvrier robuste et de constitution excellente, âgé de 31 ans, est entré le 28 décembre 1872 à l'hôpital de la Pitié, atteint de pustule maligne. Dans la journée du dimanche 22 décembre, il avait travaillé à l'égraminage de peaux de chèvres, et, dès le lendemain lundi, au matin, il avait vu apparaître entre l'œil et l'oreille gauches, dans la région temporale, une légère papule qu'il écorcha avec ses ongles. Il n'en continua pas moins de travailler. Ce petit bouton, qui l'ennuyait par la démangeaison, l'eût d'ailleurs parfaitement laissé sans inquiétude ; mais son mal ne fit que grandir, et, le samedi suivant, il présentait tout un côté de la face vivement enflammé : c'est ce jour-là qu'on le vit arriver à l'hôpital de la Pitié et on lui cautérisa, largement et sur place, à l'aide du fer rouge, la région infectée par le virus.

Il n'y a pas eu d'autre accident grave à noter pour cet ouvrier, et il est sorti guéri de l'hôpital quinze jours après son entrée.

C'est encore à la face que le mal s'est développé chez ce second individu, et c'est là, il faut le dire, qu'on l'observe le plus communément. Le mode de communication du virus le plus infaillible est, sans doute, une légère blessure ou une écorchure. Ce mode d'inoculation lui est commun avec tous les venins et avec tous les virus; mais ce qui différencie le virus charbonneux et le rend plus redoutable aux ouvriers dans les diverses préparations que l'industrie fait subir aux dépouilles des animaux, c'est qu'il produit son effet lorsqu'il est simplement déposé à la surface de la peau sans que celle-ci offre aucune solution de continuité ou aucune érosion apparente. L'action du virus est d'autant mieux assurée que la peau est plus délicate et que l'épiderme est plus fin ; c'est pour cette raison qu'on observe la pustule maligne le plus souvent à la face. La main calleuse et revêtue d'un épiderme épais chez les ouvriers tanneurs ou mégissiers transporte, sans en être elle-même affectée, le virus de la pustule maligne sur la peau du visage, qui est plus fine et plus délicate, et sur laquelle existent d'ailleurs souvent des petits boutons qui servent de foyer d'infection.

La cautérisation, comme nous le faisions remarquer dans le précédent numéro de ce journal, est le seul remède qui puisse arrêter le mal quand il est déclaré, et il n'y a pas d'autre préservatif contre son invasion que le scrupuleux examen des peaux infectées. Dans le doute, la ligne de conduite à suivre est absolue et je comprendrais difficilement qu'on se risquât à faire subir à ces peaux une préparation que l'ouvrier, le patron ou les personnes qui viennent dans l'atelier, pourraient payer, sinon de leur vie, ce qui arrive quelquefois, du moins de leur santé gravement compromise.

Certains auteurs vont jusqu'à prétendre que le tannage ne suffit pas quelquefois pour détruire le *virus* dans les cuirs fabriqués.

Dans la Beauce, où, comme nous l'avons dit, l'affection est plus fréquente qu'ailleurs, on a donné le nom de *peaux de morine* ou *morines* aux peaux qui présentent les taches noirâtres, indices de la pustule maligne et du charbon malin. En Bourgogne, on donne à la maladie le nom de *puce maligne.*

Quant au traitement, outre les cautérisations, on a proposé certains topiques comme jouissant d'un effet souverain contre la terrible pustule.

On a constaté, par exemple, à propos du traitement de la pustule maligne, un fait de pur empirisme que nous signalerons volontiers. Le traitement ordinaire qui consiste à enlever la tumeur par excision est extrêmement énergique, et cela n'est pas sans donner une certaine valeur à un simple résultat de médecine d'expérience qui peut, au premier abord, paraître singulier.

Voici ce fait intéressant :

En 1853 (1), un praticien distingué de l'arrondissement de Perpignan, M. Pomayrol, annonçait, dans les *Annales cliniques de Montpellier*, qu'il guérissait la pustule maligne par l'application de feuilles ou d'écorce de noyer fraîches. M. Raphaël (de Provins) institua cette médication dans un cas de pustule maligne où il était impossible, à cause du siége du mal et de son étendue, de pratiquer la cautérisation (2). Le malade guérit. Le succès ne fit qu'encourager dans cette voie heureuse, et, dans deux cas où l'ensemble des symptômes ne pouvaient laisser de doute sur la nature de la maladie, ce remède fut préconisé et appliqué. Le succès fut loin de se démentir et il en résulta le même avantage ; voici comment, sous l'influence de ce topique, les choses se passent : L'œdème disparaît avec rapidité ; la peau et toute la région envahie par la pustule laisse suinter une grande quantité de sérosité ; la pustule s'affaisse et bientôt la maladie se trouve réduite à une plaque gangreneuse qui ne tarde pas à s'éliminer par l'inflammation des tissus qui la circonscrivent. Les feuilles fraîches de noyer doivent être appliquées sur la peau en couches épaisses ; ces feuilles doivent être renouvelées toutes les trois heures.

Nous ne pouvons nous dissimuler, écrit à ce sujet

---

(1) V. Nélaton. *Pathologie chirurgicale.* — T. I., p. 339. — Dernière édition.

(2) Bulletin de l'Académie de médecine. — T. XXII, p. 1259.

M. Nélaton, ce qu'il y a de singulier dans une telle médication dirigée contre une affection excessivement grave.

Sans chercher à expliquer le mode d'action des feuilles de noyer fraîches, nous nous contentons d'enregistrer, à la suite des maîtres, les bons effets de ce traitement facile. Les cautérisations, remède radical, *sont à préférer*. Pourtant, le médecin n'est pas toujours là et ne sait-on pas que le praticien de campagne, quand il arrive, n'a pas toujours dans sa poche et sous la main ce qui lui est nécessaire pour faire la cautérisation ; d'un autre côté, qu'il manque d'aide ou que le malade soit indocile, et l'application du cautère n'est pas possible. Ceci pourrrait donner à réfléchir dans certains cas. Il existe une observation de ce genre qui est des plus intéressantes (1).

Un jeune enfant se trouvait atteint au visage d'un bouton de pustule maligne. Le médecin appelé auprès de cet enfant n'avait pu, sur-le-champ, faire la cautérisation qu'il avait jugée indispensable. Il fit appliquer, en attendant, des feuilles de noyer, et il remit son opération au soir. Le soir, quand on lui présenta le petit malade, tout avait disparu ; il ne restait plus que la petite plaque gangreneuse qui s'élimina (2).

Faut-il donc considérer la feuille de noyer comme le spécifique infaillible, et le remède suffisant de la pustule maligne ; loin de là. On peut cependant avancer, qu'au début de la maladie, ces applications peuvent donner des résultats avantageux, et nous conseillons de recourir toujours aux feuilles de noyer, avant l'arrivée du médecin, que les gens du métier devront toujours appeler quand ils se verront atteints.

Les mains exposées à l'action de l'*orpin* et des *eaux de chaux* présentent à étudier deux maladies : le *choléra des*

---

(1) V. Nélaton. — Loc. cit.

(2) Nous croyons aujourd'hui qu'il s'agissait ici d'un de ces cas de *pustule bénigne* qui sont admis de certains auteurs. (Fév. 79.)

doigts et le *rossignol.* Cette dernière est plus douloureuse encore que la précédente et elle fait jeter des cris de douleur. C'est une maladie qui fait *chanter*, disent les ouvriers, qui sont toujours spirituels dans le vocabulaire pittoresque de leur métier. Ils ont vraisemblablement, à cause de ces cris, donné à ce mal le nom du plus harmonieux des oiseaux. Nous verrons très prochainement à donner les moyens de guérir ces maladies et, ce qui vaut mieux encore, de les prévenir.

III

La main chez les ouvriers tanneurs. Les panaris. — Le rossignol. — Le choléra des doigts.

De tous les organes chez l'ouvrier la main est certainement celui qui est le plus vite atteint. Toujours en action et en avant, c'est le premier exposé parce qu'il est l'instrument du travail, et la main paie la plus large part à la pathologie professionnelle.

La main de l'ouvrier tanneur est particulièrement intéressante. Elle est digne d'être étudiée non-seulement au point de vue de l'hygiène professionnelle des tanneries, mais encore à cause des éclaircissements que cette étude peut apporter à la médecine légale.

La pustule maligne est étudiée. Les panaris, le rossignol, etc..., méritent qu'on s'y arrête.

A la suite de la pustule maligne, et bien que l'on doive les mettre à part en raison de leur spécialité et du rapport qui semble exister entre le développement de ces lésions et le travail des ouvriers dont nous nous occupons, apparaissent les *panaris* et les *phlegmons de la main*, même les *érysipèles*. Nous recommanderons à ce propos à tous les ouvriers la plus grande propreté et un soin excessif quand ils se trouvent en contact avec des peaux le plus souvent putréfiées. Nous recommanderons surtout à ceux qui ont des blessures aux mains, des plaies, des écorchures, de ne pas aller travailler sans préserver l'endroit atteint par une enveloppe imperméable; mieux vaudrait même déserter l'atelier, et c'est surtout pour le tanneur et pour le mégissier qu'a été écrite cette parole : *Toute ouverture à la peau est une entrée pour la mort.*

Le *rossignol*, que l'on désigne d'ordinaire, à Paris, sous le nom de *pigeonneau*, ne doit pas être confondu avec le *panaris*, dont il est différent : c'est une affection particulière des doigts analogue à la grenouille des débardeurs. C'est M. Armieux (d'Auvray) qui, le premier, nous en donna une bonne description dans la *Gazette des Hôpitaux* du 3 septembre 1853.

Cette affection, qui n'est, on peut le dire, qu'un simple inconvénient du métier, non un danger, semble résulter de l'emploi spécial de l'*Orpin* ou *orpiment* (sulfure d'arsenic) qui, dans la proportion de 4 0/0 avec de la chaux en dissolution, sert chez le mégissier et chez le tanneur à l'ébourrage des peaux.

On observe le *rossignol* sur les différentes parties des doigts, mais surtout à la pulpe des dernières phalanges. Il ne s'attaque pas indistinctement à tous les individus qui l'emploient ; chez quelques ouvriers il se montre seulement pendant les premiers temps; chez d'autres la prédisposition persiste indéfiniment et pendant toute leur carrière, d'autres enfin jouissent d'une immunité parfaite.

C'est sous la forme d'un petit pertuis que l'on croirait presque percé avec un poinçon et comme façonné à l'emporte-pièce que se présente d'abord l'affection qui nous occupe ; les bords en sont blanchâtres comme l'épiderme qui a macéré, et ce cercle blanc est lui-même entouré d'une auréole rouge plus ou moins foncée. Il rappelle assez bien l'aspect du chancre arsenical. Le tout n'excède pas le diamètre d'une lentille. Il y a une exsudation constante de petites gouttelettes de sang. La communication de l'air extérieur avec les papilles nerveuses qui s'épanouissent précisément à cet endroit de la pulpe, produit chez certains sujets excitables des douleurs atroces et qui leur font pousser des cris aigus. Rien ne saurait en donner une idée plus complète aux gens qui n'ont pas éprouvé ce mal, qu'un violent mal de dents occasionné par une dent creuse en contact avec l'air refroidi du dehors. Au lieu d'être de l'air froid sur les nerfs, c'est de l'eau de chaux, et le rossignol, dont on comprend la signification, n'est, si on peut s'exprimer de la sorte, qu'un mal de dents au bout des doigts.

Ce mal n'est pas pourtant toujours aussi douloureux : certains individus le supportent facilement et leurs occupations habituelles n'en sont pas entravées : pour eux cela vient et cela se passe, en travaillant. Ceux qui ont voulu se soigner ont quelquefois eu recours à des lotions de jus de tan ou à des applications de goudron. Disons pour émettre une opinion personnelle que ce mal ne doit pas inquiéter et qu'on le voit disparaître sans médication aucune ou du moins par la suspension du travail. M. Boudel a proposé de substituer le *sulfure de sodium* au *sulfure d'arsenic* dans les opérations de la mégisserie. (On peut consulter à ce sujet : *De la main des ouvriers et des artisans au point de vue de l'hygiène et de la médecine légale*, par Max. Vernois, Paris, 1862, p. 49 et planche I).

Quant à ce que M. Armieux a nommé le *choléra des doigts*, ce sont des ecchymoses situées sous l'épiderme très mince qui recouvre les faces latérales des doigts :

eschoriées elles sont très douloureuses, elles siégent particulièrement à la partie interne des doigts, là où l'épiderme est le moins épais. D'abord d'un aspect noirâtre, elles durent ainsi plusieurs mois sans être bien pénibles ; plus souvent la peau s'ulcère et le mal s'aggrave si on continue à travailler dans les laits de chaux jusqu'au point de dénuder les phalanges ; c'est alors que la chaux, en contact avec les surfaces saignantes, produit de vives douleurs.

Quelques jours de repos et l'application d'un corps gras suffisent ordinairement pour guérir l'ouvrier; mais le choléra des doigts récidive souvent. Le cérat simple, l'huile d'olive, le saindoux seront appliqués avec avantage ; il suffira d'en appliquer un peu sur les doigts malades. C'est facile, peu coûteux, et c'est souverain.

« Si les ouvriers, dit M. le Dr Armieux, voulaient s'astreindre à porter des *gants huilés*, il est probable qu'ils s'affranchiraient de ces accidents désagréables. Je les ai conseillés ; on m'a répondu invariablement : ce n'est pas l'habitude. Tant il est vrai de répéter ici que la routine est le plus incurable et le plus terrible de tous les maux. »

Voici une observation à ce sujet que nous avons recueillie à la Pitié, salle Saint-Raphaël, dans le service de M. Vulpian :

C***, mégissier depuis l'âge de treize ans, fils de mégissier, et demeurant rue Pascal.

Il présente une bronchite avec fort soupçon de tubercule, c'est ce qui a déterminé son entrée à la Pitié.

Depuis qu'il travaille, et il a à peu près fait toutes les parties de sa profession, égraminage, etc., il a eu, à différentes reprises, à la pulpe des doigts, à la racine des ongles, comme tous ses camarades d'ailleurs, des ulcérations spéciales, qu'il attribue aux laits de chaux. Il a vu également apparaître aux parties latérales des doigs de la main qui sont en contact les unes avec les autres, des éruptions, des rougeurs, échauffures comme il les appelle, qui disparaissaient insensiblement et sans qu'il y prît garde. Il n'en avait pas ailleurs qu'aux mains. Ce qui peut certainement éloigner pour lui l'idée d'admettre ces lésions comme le résultat de *l'orpiment,* ce dernier composé arsenical donnant lieu à un espèce de petit chancre spécial, dit chancre arsenical et à des manifestations cutanées.

Le matin, raconte ce jeune ouvrier, qui paraît fort intelligent, il éprouvait, en commençant sa journée et en mettant pour la première fois les mains dans ces laits de chaux, de très vives douleurs partout où les doigts étaient mouillés : Elles étaient si violentes que, selon son expression, elles le faisaient danser.

Dans son atelier, on se préserve de cette action corrodante, en s'imprégnant les doigts de *goudron.*

Le manche du marteau et le pilon ont développé chez lui outre mesure l'épiderme situé entre le pouce et l'index.

Varices et ulcères des jambes.

Les varices et les ulcères des jambes peuvent être encore rattachés, pour l'ouvrier tanneur, à la classe de ses affections professionnelles.

Tout ce qui produit une activité plus grande de la circulation dans les membres inférieurs, toute profession qui oblige l'homme à travailler longtemps debout, prédispose singulièrement aux varices et aux ulcères des jambes.

On a traité pour ces deux maladies, pendant la période de cinq années, 10 tanneurs, 12 mégissiers et 19 corroyeurs ; par conséquent 41 ouvriers atteints de varices et d'ulcères aux jambes, sur un nombre de malades ne s'élevant pas à plus de 1,358. Ces chiffres ont une signification suffisante.

Cette fréquence avait déjà pu être constatée par les tableaux de Parent-Duchâtel (1), dans ses curieuses recherches sur la véritable cause des ulcères. Cet observateur a mentionné, pour les onze années qui ont servi de base à ses recherches et qui comprennent tout Paris, 11 tanneurs, 5 mégissiers et 21 corroyeurs. Ces chiffres (2) paraîtront plus élevés si l'on songe que les sujets atteints de varices et d'ulcères variqueux sont seulement traités à la consultation au moyen de bandelettes et qu'il leur faut des accidents assez graves pour qu'ils puissent être admis à l'hôpital.

Le traitement des varices est essentiellement palliatif. Il faut contenir sans comprimer. Pour cela on enveloppera la jambe tout entière avec des bandes de flanelle, ou, mieux encore, on portera constamment un bas lacé ou un bas de caoutchouc.

C'est encore là la meilleure précaution à prendre. La cure radicale des varices, sur laquelle on a beaucoup discuté, n'est pas possible.

Les ulcères variqueux des jambes, que le tanneur contracte en travaillant debout, se développent d'ordinaire à la suite d'une plaie ou d'une contusion.

Il serait nécessaire, pour guérir radicalement les ulcères variqueux, de guérir radicalement les varices ; nous venons de dire que la chose n'est pas possible. Cependant, au moyen d'une compression longtemps soutenue et des soins hygiéniques convenables, on peut espérer la guérison de ces ulcères.

On les pansera avec des bandelettes de *diachylon*. Si

---

(1) *Annales d'Hygiène publique*, 1830, t. IV, p. 239.

(2) Dr Beaugrand. — *Annales d'Hygiène*, p. 36. — 1862.

l'ulcère n'offrait que peu d'étendue et si ses bords n'étaient pas trop saillants, un peu de charpie sèche imbibée de *vin aromatique* suffirait pour amener une prompte guérison. Mais il faudrait ajouter à ces moyens thérapeutiques la compression de tout le membre au moyen d'un bandage roulé, ou mieux d'un bas lacé bien confectionné.

En dehors des ulcères qui doivent leur origine à des varices, nous dirons qu'il est une autre classe d'ulcères simples auxquels on ne peut assigner une pareille cause.

Ces ulcères tiennent uniquement à la station debout et voici comment ils se produisent chez le tanneur comme chez l'ouvrier de certaines autres professions, comme le cuisinier et le serrurier, où on les remarque avec une égale fréquence. La déclivité des parties et la résistance qu'éprouve le sang veineux dans sa marche ascendante vers le cœur amènent un état d'œdème léger d'abord, mais qui va en augmentant dans les deux jambes, mais plus souvent il paraît dans la jambe gauche.

Un milieu humide et froid a également paru à quelques chirurgiens favoriser le développement de ces ulcères.

Une constitution délabrée et des accès alcooliques enlèvent aux tissus leur plasticité et s'opposent surtout à la cicatrisation.

V.

De la hernie chez les ouvriers tanneurs.

Les ouvriers tanneurs sont, dans leur travail, soumis à des exercices violents. Debout ou courbés on les voit soulever, du matin jusqu'au soir, de pesants fardeaux : ils sont donc plus que d'autres exposés à contracter des hernies.

L'expérience le prouve et nous avons ici affaire à une véritable affection de métier.

Tirer les cuirs des fosses ou de la rivière ; rester courbé sur un chevalet en faisant de violents efforts des bras, et en contractant la poitrine et les muscles de l'abdomen; s'allonger, enfin, sur les cuirs pour les lisser et les rebrousser comme le font les corroyeurs : telles sont, en effet, les causes qui peuvent rendre compte de la fréquence des hernies chez les corroyeurs et chez les tannours

Pour peu, dans ces travaux divers, que l'effort s'exagère, que l'hérédité s'en mêle et qu'une certaine prédisposition individuelle, qu'il faut bien admettre ici, vienne s'y associer, on ne tarde pas à voir apparaître, soit une pointe de hernie qui grossit d'une façon insensible, soit une hernie complète qui sort brusquement.

La vigueur du corps ou la puissance de constitution n'entrent pas ici en ligne de compte, et je connais des ouvriers tanneurs, taillés en athlètes et du plus beau développement d'homme, qui ont eu des hernies de fort bonne heure.

La force des membres, qui ne peut être indiquée comme prédisposant à cette affection, n'en est donc pas non plus une garantie; mais il est reconnu qu'une taille élevée y prédispose singulièrement.

J'ai même, dans mes souvenirs, quelques cas très graves de hernies étranglées chez des ouvriers robustes et très grands.

Quoi qu'il en soit, des causes que nous venons d'indiquer, il est vrai de dire que presque toujours, pour celui qui travaille, l'effort est le principe et l'origine de ce mal. C'est pour cela même que, dans le peuple, avoir une hernie s'appelle avoir un effort ou être blessé.

Il paraît qu'un quart des ouvriers tanneurs, pris entre l'âge de vingt à cinquante ans, sont atteints de hernies.

Un de mes excellents amis, qui est aussi un de mes plus

anciens camarades et qui connaît, ayant passé son enfance dans une tannerie, toutes les particularités de la profession, me racontait même dernièrement que dans une Société de secours mutuels, exclusivement organisée pour des ouvriers tanneurs, le tiers, au moins, des membres de cette société portaient des bandages.

Je ne saurais donc mieux faire que d'exposer rapidement ici la manière de se comporter avec les hernies.

Malgré l'arrangement providentiel, la superposition et l'entrecroisement des muscles et des aponevroses, qui constituent les parois du ventre, ces parois peuvent, sous un effort violent, se déchirer à l'endroit de certaines dépressions moins résistantes qu'ils offrent naturellement, ou se dilater au niveau de deux orifices (inguinal et crural) qui existent dans le pli de l'aine. L'intestin, poussé au dehors, pointe en avant et vient constituer sous la peau une tumeur indolente, espèce de poche qui grossit et semble se remplir dans la position verticale par les efforts de toux et après le repas.

Cette poche peut, au contraire, disparaître par la position horizontale; elle reparaît si le malade prend la station droite.

La hernie est bien plus fréquente à droite qu'à gauche : Ceci s'explique facilement. L'usage du bras droit fait courber le corps à gauche et le diaphragna, qui se contracte, refoule les viscères qui flottent dans l'abdomen.

Cette infirmité fréquente chez l'ouvrier tanneur appartient, du reste, essentiellement aux classes laborieuses.

Que faut-il donc faire quand un ouvrier tanneur vient de contracter une hernie au milieu de son travail ? Une indication urgente, c'est de réduire ou de faire réduire la hernie par un médecin, et de la maintenir réduite au moyen d'un bandage élastique, qu'on appelle encore *brayer*.

A Paris les ouvriers peuvent se présenter à l'Assistance

publique, bureau du Parvis de Notre-Dame ; on leur distribue gratis ces sortes de bandages herniaires. Ce sont des demi-cercles élastiques qui ont une longueur suffisante pour embrasser le bassin à l'aide d'une courroie attachée à une des extrémités qui vient croiser la pelote et se fixer sur celle-ci au moyen de petits crochets qu'elle supporte. Une garniture en peau de daim enveloppe les ressorts et la pelote ; des sous-cuisses servent à fixer le bandage.

Les bandages sont différents suivant qu'il s'agit d'une hernie inguinale, crurale ou ombilicale.

Pour appliquer le bandage herniaire, le malade doit être couché, et après qu'on a complètement réduit la hernie, le doigt étant appliqué à l'ouverture de l'anneau, afin d'empêcher les viscères de sortir, on déploie le bandage. On place son extrémité postérieure en arrière pendant que la plaque est ramenée sur la hernie ; la main est retirée au fur et à mesure qu'on fait avancer la pelote sur l'anneau. On ramène ensuite la courroie en avant et on la fixe solidement aux clous et aux crochets qui sont à la face externe de la plaque. Le bandage ainsi appliqué, on fait lever le malade et on examine avec soin si la plaque est bien ajustée sur l'anneau, si le ressort s'adapte convenablement au contour du ventre : on le fait tousser afin de s'assurer si la hernie est bien maintenue.

Tout bandage herniaire bien fait doit tenir du premier coup.

Il faut pourtant s'attendre à ce que les premiers jours de son application le brayer occasionne une certaine gêne ; mais au bout de quelque temps le malade s'y habitue et il peut même conserver son bandage pendant la nuit. Les accidents qui peuvent résulter de l'emploi d'un bandage trop serré, dont le gonflement de toutes les parties qui environnent la hernie ; dans ces circonstances, on devra cesser l'usage du bandage si les accidents sont trop graves; s'il l'étaient moins on se servirait d'un brayer moins serré.

Il arrive quelquefois que les ouvriers, malades de hernie, afin d'éviter la gêne que leur cause un bandage dont la garniture est altérée par la sueur, appliquent la pelotte par dessus leur chemise. La chemise se déplace fort souvent ; le bandage contient mal la hernie ; il faut beaucoup mieux, à mon sens, envelopper la pelote et toute la garniture, d'un morceau de linge fin, que l'on renouvelle toutes les fois que des soins de propreté l'exigent.

Je connais des personnes atteintes de hernie depuis de fort longues années, et qui se trouvent très bien de cette précaution après tout peu coûteuse.

Il est encore une observation qui me semble très bonne à faire et que je n'aurai garde d'omettre ici. Les ouvriers qui ont des bandages les quittent d'ordinaire la nuit, soit qu'ils veuillent reposer à leur aise, soit qu'ils considèrent ces appareils comme inutiles dans la position horizontale ; jusque-là je n'ai rien à dire, mais voici malheureusement ce qui arrive : Ils ont, je suppose, besoin de se lever pendant la nuit ; remettre leur bandage est le moindre de leurs soucis, au plus léger effort la hernie sort et s'étrangle. C'est toujours ainsi que j'ai vu se produire les cas les plus graves. Je suis donc d'avis que ceux qui portent des bandages les gardent continuellement. Pendant le travail et afin d'éviter les hernies, il faut faire usage de la large ceinture de gymnastique. Elle double les parois de l'abdomen et permet de bien plus grands efforts avec moins de périls.

Le régime alimentaire à suivre demande, en outre, que l'on choisisse comme il convient la nourriture. Tout homme qui est atteint d'une hernie doit éviter les aliments venteux et qui dégagent dans l'intestin de trop grandes quantités de gaz ; les haricots, les lentilles, les pommes de terre, etc., seront proscrits de sa table. D'une façon générale, celui qui est atteint de hernie doit éviter avec soin d'ingérer des aliments dont la digestion se passe surtout dans l'intestin.

L'intestin hernié et qui a, pour ainsi parler, perdu droit de domicile dans sa cavité naturelle, est facilement irritable. Il est urgent de le traiter comme tel, et d'agir avec d'excessifs ménagements si l'on veut prévenir l'engouement de la hernie ou son étranglement, phénomènes toujours graves, souvent funestes, et qui nécessitent immédiatement l'appel du chirurgien.

FIN DE LA PREMIÈRE PARTIE.

DEUXIÈME PARTIE.

I

Comment les ouvriers tanneurs sont sujets aux rhumatismes.

Pour ne point mentir au titre que nous donnons à cette monographie et ne point préparer au lecteur une déception à propos de la signification du mot *hygiène professionnelle*, nous insisterons particulièrement sur l'étiologie et sur le traitement des maladies professionnelles que nous nous proposons d'étudier par la suite. C'est en effet la cause qu'il faut chercher afin de les prévenir ; c'est en second lieu le moyen de lutter avec avantage contre une affection déclarée.

Il est très rare de voir des épidémies de rhumatisme, mais on peut affirmer que c'est une affection permanente qui, bien que subissant quelques explosions tout à fait particulières, ne s'en montre pas moins dans toutes les saisons de l'année.

On dit habituellement que c'est le froid qui produit le rhumatisme; nous dirons que c'est le refroidissement et surtout lorsqu'il s'opère dans un milieu humide; l'été d'abord et le printemps après sont deux saisons fécondes en rhumatisants; c'est dans ces deux périodes saisonnières même que la mortalité dans le rhumatisme atteint son maximum.

Ce n'est ni l'enfance, ni la vieillesse extrême qui sont sujets au rhumatisme, ce ne sont pas non plus les femmes dans les conditions ordinaires que leur fait la société. Toutes les statistiques prouvent que c'est l'âge adulte, que c'est l'ouvrier particulièrement qui est victime avant tous de cette maladie.

Parmi les ouvriers ce sont encore ceux qui sont débilités, affaiblis, dont l'organisme est déprimé par un vice héréditaire ou par des habitudes alcooliques qui sont plus exposés que d'autres, et, à conditions de milieu équivalentes, les premiers atteints. Le tempérament individuel et les habitudes jouent ici un très grand rôle.

L'exposition brusque du corps couvert de sueur à une température moins élevée, à un courant d'air rapide et refroidi, le contact du corps en entier ou en partie avec le sol humide, donne le rhumatisme. La maladie se localise aux endroits que les circonstances mettent dans la nécessité de perdre immédiatement leur chaleur normale, chaleur perdue qui n'est pas rendue par l'organisme en assez grande quantité, ni assez vite pour remplacer celle que l'on perd.

Ce qui nous intéresse encore à un haut point, nous qui nous occupons du travailleur et qui voulons, sinon le garantir de tout ce qui peut le frapper, du moins le prévenir et l'éclairer, c'est l'influence de la fatigue corporelle, de l'abus de la fonction, de l'excès du mouvement.

A côté du refroidissement dont certainement il ne faut pas s'exagérer le rôle, le surmenage a son action. Cette action est aussi grande que la première et nous les mettons toutes deux pour notre part au même niveau. Toute la génération médicale contemporaine ne voit dans le rhumatisme que le froid. Il faut y ajouter, pour être complet, la fatigue corporelle, qui est, pour certaines articulations en jeu, une des principales causes du rhumatisme articulaire chez les ouvriers.

Où voyons-nous en effet les tanneurs le plus souvent atteints? J'en ai vu un certain nombre atteints aux genoux, d'autres à l'épaule.

Mais avant d'entrer dans quelques détails, nous nous permettrons de citer l'opinion du docteur Peter (*Clinique médicale*, *t. I*, *page* 362).

« Dans notre monde civilisé, dit-il, on utilise bien plus fréquemment le membre supérieur droit que le gauche; eh bien, toujours les articulations du côté droit ont été plus fréquemment malades que celles du côté gauche; aussi l'articulation humero-cubitale droite l'a été dix-neuf fois, la gauche quinze ; l'articulation radio-carpienne droite quarante-neuf fois, la gauche quarante-quatre ; les articulations métacarpo-phalangiennes ou phalangiennes de la main droite huit fois, celles de la gauche quatre. Tandis que les articulations des membres inférieurs sont à peu près également frappées à droite et à gauche. »

« Le cas le plus intéressant peut-être à cet égard que nous ayons vu ensemble, est celui d'un forgeron qui, ayant une blennorrhagie, eut, non pas une arthrite du genou comme il est assez habituel dans ce cas pour qu'on en ait fait une caractéristique de cette forme de rhumatisme dit *blennorrhagique*, mais une arthrite dans sa seule articulation scapulo-humérale droite, c'est-à-dire *dans celle qui fatigue le plus par l'acte professionnel du forgeron*, le bras droit se livrant alors à un véritable moulinet, dont le centre de rotation est la cavité glenoïde de l'omoplate. L'arthrite résista près de trois semaines à un traitement par les ventouses scarifiées et les vésicatoires. Les douches et le massage en eurent enfin raison. »

Nous avons eu l'occasion d'observer de notre côté chez une jeune fille, qui du matin au soir, faisait marcher une machine à coudre, un rhumatisme localisé uniquement aux articles en jeu. C'était le genou et l'articulation du coude-pied qui étaient atteints.

La chose est si vraie qu'on pourrait à l'infini multiplier les exemples. Mais nous en avons dit assez pour convaincre ceux qui mettent en jeu une articulation spéciale, de la soigner, de l'entourer de flanelle, de se défier du rhumatisme dès qu'un soupçon de douleur viendra attirer l'attention de ce côté-là.

Un relevé statistique des plus minutieux a établi que, sur 1,358 cas de maladies observées chez des ouvriers tanneurs et mégissiers soignés dans les hôpitaux de Paris ou à domicile, il y avait 55 cas de rhumatisme, 16 lombagos, 57 cas de douleurs ou de névralgies diverses ; c'est une proportion relativement notable, et qui peut nous justifier d'insister sur les dangers du séjour continu dans une atmosphère humide, et de signaler les inconvénients du travail de rivière où l'ouvrier, peu vêtu, est continuellement dans une attitude inclinée qui nécessite des mouvements énergiques et répétés des bras ; ajoutons à ces causes le lavage à grande eau que le travail de rivière exige.

D'après le docteur Beaugrand, le rhumatisme entre dans les maladies des tanneurs pour la proportion de 1 sur 30; pour les mégissiers, c'est dans la proportion de 1 sur 21; pour les corroyeurs, de 1 sur 24, à peu près la moyenne. Schegel, à Würtzbourg, dans un relevé de l'hôpital Julius (*Gutachten uber die schadlichkeit, etc. Henke's Zeitschrift*, xxxv-1838), a trouvé le rhumatisme encore plus fréquent : 16 cas sur 160 malades, ou 1 sur 10.

II.

Affections pulmonaires.

Nous allons essayer d'étudier maintenant la phthisie pulmonaire chez les ouvriers qui travaillent aux tanneries, quelque poste qu'ils occupent dans la série des opérations que comprend la fabrication du cuir, depuis le piletan qui fait la poudre jusqu'au corroyeur.

La phthisie pulmonaire est peut-être la plus implacable des maladies de l'humanité. Mettant même ici de côté les deuils de famille, les plus respectables de tous, qu'elle sème partout, nous constatons qu'elle est pour l'industrie un fléau terrible. Dans notre populeuse capitale, en effet, la phthisie décime une quantité considérable d'ouvriers; c'est elle au milieu de nos grandes manufactures qui suspend et arrête dans leur travail tous ces bras vigoureux, qui anéantit toutes ces forces vives, assurées en apparence parce qu'on les voyait nécessaires.

Chose étonnante, c'est depuis si longtemps que les médecins semblent déclarer à l'envi qu'il n'y a rien à faire, qu'on a même cessé aujourd'hui de rechercher où le mal s'engendre et où il ne s'engendre pas.

On y perd à un double point de vue : d'un côté l'affection n'en poursuit que mieux ses ravages et passe comme un fait acquis à travers nos générations ; d'une autre part, on se prive d'une lumière qui éclairerait singulièrement dans le traitement qu'on devrait suivre pour la guérir.

L'heure nous paraît d'ailleurs bien choisie pour examiner

comment il se fait que les tanneurs sont moins que d'autres ouvriers sujets à la phthisie pulmonaire ? Jamais nos hôpitaux de Paris n'ont été plus encombrés d'infortunés phthisiques, victimes, sinon de leur métier, du moins de leurs privations pendant le siége, je devrais dire victimes de leur dévouement.

Pour raisonner comme tout le monde, il faut admettre que la phthisie pulmonaire est essentiellement une maladie héréditaire, une affection de famille dont la terminaison, tôt ou tard fatale, ne saurait être évitée.

Il existe aussi souvent une sorte de phthisie acquise sous l'influence de mauvaises conditions hygiéniques combinées et associées aux nécessités spéciales d'une profession malsaine. C'est à ce dernier point de vue seul, que nous nous plaçons dans cette étude d'hygiène industrielle.

Dans les grandes villes surtout, la phthisie est un véritable fléau ; ce qu'il y a de désolant c'est qu'elle choisit ses victimes parmi les travailleurs les plus intelligents. Ce qu'il y a de terrible encore, c'est que la question intéresse également le présent et l'avenir, l'avenir qui est condamné à hériter, dans la classe ouvrière comme dans les sphères différentes de la société, de nos constitutions physiques.

Tous les métiers, en général, qui vous placent un homme dans un milieu où il doit respirer longtemps des poussières irritantes pour ses bronches, menuisiers, meuniers, etc., prédisposent à devenir poitrinaires. J'ai connu beaucoup de menuisiers et scieurs à la mécanique qui étaient morts d'une phthisie ainsi acquise, par le fait seul de leur profession.

De plus, le séjour dans un endroit humide, le froid, toutes les mauvaises conditions hygiéniques développent la tuberculose.

On pourrait donc croire, au premier abord, que les tanneries, placées d'ordinaire dans des bas fonds et aux bords humides des rivières, que les moulins à tan, où l'on respire la poussière d'écorce, viennent développer rapidement la phthisie ? Il n'en est cependant rien. Si l'endroit doit être considéré, si l'irritation bronchique doit appeler l'attention, la nature de la poussière entre singulièrement ici en ligne de compte, et l'on pourra remarquer que la poudre de tan a été souvent préconisée comme étant précisément un spécifique précieux de la phthisie pulmonaire.

Qu'il nous soit permis, sans pourtant en exagérer la valeur, d'attirer sur ce point particulier d'hygiène industrielle l'esprit de ceux qui sont dans la partie. Nous le ferons d'autant plus volontiers que la particularité sur laquelle nous insistons à juste titre est, en France, généralement ignorée. Les peuples voisins ont mieux fait que nous.

Des effets salutaires des matières tannantes il est en effet résulté, en Allemagne et en Angleterre, des recherches et des discussions qui paraissent avoir eu peu de retentissement en France.

L'immunité des tanneurs, par rapport à la phthisie pulmonaire, constatée par eux, parut si étonnante et frappa tellement les esprits que ce fut certainement la cause qui fit qu'ils cherchèrent la guérison au moyen d'un traitement au tan.

En 1829, le docteur Andrews Dodd lut, à la Société médicale de Westminster (séance du 4 mars), un mémoire (1) duquel nous extrayons le passage suivant que, vu son intérêt, nous transcrivons en entier :

« Le travail des tanneurs est, dit-il, généralement regardé comme favorable à la santé ; mais personne n'avait encore remarqué que ces ouvriers sont plus exempts de la phthisie que les ouvriers des autres professions. Le fait est

(1) *The Lancet.* — T. I, 1828-1829.

vrai cependant, et il est surprenant qu'il soit resté aussi longtemps méconnu des médecins. L'attention de l'auteur fut attirée sur ce point par la guérison inespérée d'un jeune homme de vingt-cinq ans, présentant tous les symptômes propres à la phthisie, après qu'il eût été admis comme employé dans une tannerie.

» M. le docteur Dodd déclare que, depuis sept ans que ce fait s'est passé sous ses yeux, ni lui, ni aucune des personnes auxquelles il en a parlé, n'ont pu découvrir dans tout le royaume un fait incontestable de mort par phthisie chez un tanneur. Dans cette enquête, il n'a épargné ni les soins, ni les peines pour s'assurer de la vérité auprès des praticiens les plus répandus, auprès des patrons, et notamment dans le district de Bermoud, où résident au moins sept cents ouvriers tanneurs.

» On lui a bien parlé de trois décès par phthisie : un en Ecosse, un à Londres, un autre dans le Devonshire ; mais l'absence de détails ne permet pas de les accepter comme authentiques. Du reste, il reconnaît que les familles des tanneurs ne jouissent pas de cette immunité, alors même qu'elles habitent dans la fabrique, mais en restant confinées dans les logements.

» Ainsi que le fait observer M. le docteur Dodd, les ouvriers dont il s'agit sont exposés, comme les autres hommes, à la tuberculisation pulmonaire, et de plus, par la nature de leurs travaux, ils sont soumis à l'action du froid, de l'humidité, à des alternatives brusques de température ; leur manière de vivre ne diffère pas de celle des autres artisans, et toutes ces conditions devraient les disposer à la tuberculisation. Il est donc permis de supposer qu'il y a dans ce genre de travail un agent spécifique qui porte ses effets sur les poumons pour les protéger.

» Cet agent est, pour le docteur Dodd, un arôme particulier, une matière volatile qui se dégage des fosses à tan pendant la fermentation des jus, et qui préserve de la consomption.

» M. Dodd est d'autant plus confirmé dans cette manière de voir que les ouvriers les plus robustes et les mieux portants sont précisément ceux qui travaillent au tannage proprement dit et reçoivent les émanations les plus concentrées des fosses, et enfin que ces effets avantageux s'observent plus particulièrement dans les établissements où l'on tanne avec de l'écorce de chêne. »

Les données de la question ne pouvaient être mieux et plus clairement posées.

Nous allons exposer ici, d'une manière rapide et aussi simplement que nous le pourrons, les idées des médecins étrangers sur la question qui nous occupe, réservant pour les pages suivantes les conclusions précises qu'une statistique soigneusement établie permet de tirer, j'entends parler de ce qui regarde Paris et la France, sur l'avantage qu'on peut avoir à être tanneur en face d'une maladie aussi implacable que la phthisie pulmonaire.

Dans la classe si nombreuse de ceux qui n'observent pas, toute observation nouvelle est sûre de trouver ses contradicteurs, et le Dr Dodd, qui déduisait de ses opinions une méthode de traitement par l'inhalation de la manière active du tan dans les poumons, ne tarda pas à voir ses idées combattues et mises à l'épreuve de toute sorte d'objections.

Séance tenante, on lui contesta ses observations : on mit en doute la réalité des faits qu'il apportait à l'appui de ses idées, et l'immunité des tanneurs, pour la phthisie, fut rejetée comme n'ayant pas été démontrée et comme ne pouvant pas l'être.

D'autres alléguèrent, peut-être avec raison, la vigueur nécessaire aux travaux de la tannerie qui fait déjà une sorte de choix parmi les ouvriers, et qui exclut évidemment les tempéraments épuisés, les sujets cacochymes et disposés à la phthisie.

Plusieurs, acceptant comme vrais les faits signalés par le Dr Dodd, leur donnèrent une interprétation différente : ils firent observer que toutes les industries qui s'exercent sur les matières animales (boucheries, fabriques de colle, etc....), comptent peu de phthisiques.

D'autres, enfin, sans attribuer au tan et à son arôme des vertus spéciales et vraiment curatives, expliquèrent une immunité remarquable par tout l'ensemble des travaux propres à la tannerie, travail au grand air, exercice de tous les membres, etc.

Malgré ces objections, plusieurs médecins anglais se prirent à étudier la question débattue. Ils se mirent à observer, et on les vit suivre des méthodes de traitement en rapport avec ce qu'ils avaient vu.

Le Dr Elliotson parut même adopter tout à fait les idées du Dr Dodd. S'appuyant également sur l'expérience qu'il avait acquise en soignant des tanneurs ou les personnes qui habitent au voisinage des tanneries, il avait en effet remarqué que des individus, atteints de maladies de poitrine, y avaient été soulagés, il adopta la méthode suivante pour le traitement de la phthisie pulmonaire : il employa directement l'action des vapeurs chaudes du jus de tan sur les organes respiratoires et il assura en avoir retiré de grands avantages, surtout dans la bronchite chronique. Il faisait respirer ces vapeurs à ses malades trois ou quatre fois par jour, pendant vingt minutes chaque fois.

Un autre médecin anglais, le Dr Egeling (de Haarlem), rapporte avoir employé les vapeurs de jus de tan chez une femme âgée de vingt-sept ans et chez laquelle les autres moyens, et notamment, dit-il, la *phellandrie,* avait échoué. Ce jus remplissait deux vases placés dans la chambre de la malade, et on le renouvelait tous les jours. En moins d'un mois les symptômes avaient été singulièrement améliorés ; la malade parut jouir dans la suite d'une santé florissante.

Mais, dit le Dr Beaugrand, qui a étudié avec tant de soin cette intéressante question, le travail le plus important et le plus curieux qui ait été entrepris sur ce point particulier d'hygiène et de pathologie, est certainement celui du professeur Fr. Nasse.

Espérant, d'après les assertions positives de plusieurs médecins anglais, que les émanations tanniques, que cette atmosphère des tanneries toute aromatisée des principes du tan, pouvaient être avantageuses aux phthisiques, il ouvrit dans les localités des provinces rhénanes, où se trouvent des tanneries, une vaste enquête auprès des médecins cantonaux (Kreisphysici) et des praticiens qui exercent dans ces localités, pour connaître, d'une façon certaine, le nombre des ouvriers tanneurs malades ou morts de la phthisie dans le cercle de leur observation personnelle.

Il faut bien le dire à la louange des médecins étrangers, et ceci devrait nous servir d'exemple, un pareil appel, fait au nom de la science et au nom de l'humanité, fut entendu et on y répondit de toutes parts.

Les résultats furent on ne peut plus favorables aux idées qu'avait déjà émises, en Angleterre, le Dr Dodd. A peine citait-on çà et là quelques cas de phthisie sur des quantités de tanneurs relativement considérables ; dans beaucoup de localités on déclarait même n'en pas avoir rencontré un seul exemple depuis plusieurs années.

D'après ces documents et les déclarations de tanneurs nombreux et âgés, ayant travaillé dans divers pays, il faut admettre, dit M. Nasse, que dans le travail des tanneries il y a une influence qui éloigne ou enraye la tuberculisation pulmonaire. Cette règle n'est pas absolue, elle présente des exceptions qui portent plutôt sur les maîtres que sur les ouvriers.

Aux résultats de l'enquête il faut encore ajouter, suivant le professeur Nasse, que les ouvriers occupés à moudre le tan (les piletans) et qui par conséquent respirent cette poussière tenue, que les gens du métier appellent *balivole*, sont également exempts de la phthisie pulmonaire.

On pourrait, continue le même auteur, objecter encore que ce ne sont pas des jeunes gens délicats, mais au contraire des hommes déjà forts et bien constitués, qui embrassent la profession de tanneurs; mais cela ne suffit pas encore pour expliquer la rareté de la phthisie dans cette profession. D'après l'examen des principales opérations du tannage, on voit que les principales fonctions de l'économie sont mises en jeu et qu'il doit en résulter, en effet, des conséquences heureuses pour la santé.

Des expériences furent faites par Nasse à la Clinique de Bonn sur l'emploi des émanations tanniques : mais les résultats qu'il en obtint ne furent pas, paraît-il, satisfaisants.

Weber (de Sieburg) combattit, plutôt par des raisonnements théoriques que par des faits, les opinions du professeur Nasse que nous venons de faire connaître. Le tan sec, à l'état de poussière, ne saurait, suivant lui, être absorbé ; retenu par le mucus à la face interne des bronches, il serait rejeté par l'expectoration sans être dissous. Quant aux émanations tanniques, mêlées à l'air en proportion minime, il prétend que l'on ne doit pas compter sur leur action, qui doit être insensible.

Pour finir cet exposé, nous ajouterons que Landerer rapporte qu'en Grèce on n'observe pas de maladies de poitrine chez les tanneurs, ce qu'il attribue aux émanations qu'ils respirent.

Nous avons énuméré les opinions des médecins étrangers (anglais et allemands) sur la phthisie pulmonaire. Il est peut-être possible de discuter la valeur de ces opinions. L'on peut baser sur des chiffres l'influence préservatrice des tanneries.

Nous allons essayer de le faire.

En opposition aux théories précédentes qui nous semblent, en partie du moins, fondées sur l'à peu près, nous allons suivre un intéressant et consciencieux travail, que le Dr Beaugrand publia en 1862 dans les *Annales d'Hygiène.*

Ce document est pour nous d'une haute importance.

Comme l'immense majorité, on pourrait dire la totalité, des tanneurs, mégissiers, maroquiniers et chamoiseurs se trouve confinée dans le quartier Saint-Marcel, les recherches du Dr Beaugrand ont été exclusivement dirigées sur ce quartier.

C'est sur les registres de l'hôpital de la Pitié et de l'hôpital Cochin, et sur ceux du Ve bureau de bienfaisance, qu'il a fait tous ses relevés, pendant une période de cinq années, de 1855 à 1859. Mais comme ces relevés ne lui donnaient que des malades traités par l'Assistance publique, soit dans les établissements particuliers, soit à domicile, il a dû, pour compléter ses recherches, compulser les listes nosologiques des décès, pour le XIIe arrondissement, tant à l'Hôtel de Ville qu'à la Préfecture de police.

Sur une question aussi controversée, on nous pardonnera, sans doute, les arides calculs de statistique qui vont suivre.

Dans l'analyse de 1,358 cas de maladie, tous constatés chez les tanneurs, le Dr Beaugrand a consigné à l'article phthisie :

Pour les tanneurs,	19 malades et 4 décès;
Pour les mégissiers,	24 malades et 6 décès;
Pour les corroyeurs,	42 malades et 17 décès;
Total :	85 malades et 27 décès.

Mais il faut observer d'abord que le nombre réel des

malades est, dans un hôpital, notablement plus petit que celui des entrées (et le même fait arrive à domicile et au bureau de bienfaisance); un même sujet, avant de succomber, est traité à différentes reprises.

Ainsi les 19 malades tanneurs représentent seulement 12 individus; les 24 mégissiers se réduisent à 12 malades également. Quant aux 42 corroyeurs, ils représentent 41 sujets, chiffre presque égal.

En examinant la mortalité, d'après les chiffres cités plus haut, on voit encore que chez les tanneurs on compte 4 décès par la phthisie, et cela sur un chiffre de 19 cas de mort par causes diverses ou 1 sur 4,75. Pour les mégissiers, le Dr Beaugrand donne la proportion de 1 sur 4,83. Ce sont deux rapports à peu près identiques. Enfin, chez les corroyeurs, 17 sur 37 ou 1 sur 2,17, différence de moitié.

Si l'on fait le même calcul sur l'ensemble des décès aux hôpitaux et à domicile, on a un résultat différent et bien moins favorable, on observe néanmoins à peu près les mêmes rapports entre les trois groupes de professions. Les tanneurs donnent 11 décès sur 41 ou 1 sur 3,72 ; les mégissiers, 12 sur 54, ou 1 sur 4,5, chiffre plus avantageux que celui des tanneurs ; et les corroyeurs 26 sur 76 ou 1 sur 2,71.

Réunissant les trois catégories, il vient 51 décès sur 171 ou 1 sur 3,15. Or, les tanneurs, mais surtout les mégissiers, sont au-dessus de cette moyenne ; les corroyeurs sont notablement au-dessous.

Pour se rendre compte de la valeur de ces chiffres, ils furent comparés avec ceux que fournissait la mortalité dans le Xe arrondissement de Paris, où le Dr Beaugrand, en sa qualité de secrétaire de la commission d'hygiène, dressait par mois les tableaux mortuaires. Par sa situation, la nature de sa population, cet arrondissement, qui comprenait alors 112,000 habitants (1860), peut être regardé comme mixte, c'est-à-dire comme intermédiaire entre ceux qui sont très riches et ceux qui sont très pauvres ; il se trouve donc dans les meilleures conditions pour donner un terme de comparaison.

En supprimant de part et d'autre les décès avant quinze ans et après soixante ans, en deçà et au-delà desquels la phthisie est rare, on trouve :

En 1860, 114 décès par phthisie sur 309 décès ou 1 sur 2,71.

En 1861, 119 décès par phthisie sur 314 décès ou 1 sur 2,63.

Les conditions étant identiques chez les tanneurs qui nous occupent ici, nous avons :

Tanneurs, 11 décès par phthisie sur 36 au-dessous de soixante ans ou 1 sur 3,27.

Mégissiers, 12 décès par phthisie sur 42 au-dessous de soixante ans ou 1 sur 3,50.

Corroyeurs, 28 décès par phthisie sur 60 au-dessous de soixante ans ou 1 sur 2,14.

Ainsi, en résumé, la mortalité par la phthisie serait moindre chez les tanneurs, mais surtout chez les mégissiers, que dans la population mixte d'un arrondissement placé dans des conditions moyennes. Chez les corroyeurs, au contraire, et d'après les relevés qui précèdent, la phthisie serait très commune et plus forte que dans la moyenne de la population d'un arrondissement ordinaire.

Tels sont les résultats du Dr Beaugrand et telles sont ses conclusions définitives.

A côté et en regard vient se placer une opinion bien plus favorable, l'opinion du Dr Lombard (de Genève), et que nous prenons dans ses belles recherches concernant l'influence des professions sur la phthisie pulmonaire (1).

M. Lombard, sur 43 décès observés chez des tanneurs,

(1) *Annales d'Hygiène*, 1834, t. XI

à Genève, de 1776 à 1830, a noté seulement 4 phthisiques ou 1 sur 10,75 et 1 chamoiseur sur 13.

Nous voilà à une grande distance des résultats obtenus parmi les tanneurs de Paris.

A quoi tient cette énorme différence ?

Très certainement au genre de vie des ouvriers dans deux villes aussi différentes que Paris et Genève.

Au sein d'une ville comme Paris, la phthisie décime à elle seule presque le cinquième de la population ; dans les campagnes et dans certaines villes, la phthisie n'enlève à peine qu'un douzième de malades.

Reste enfin une dernière question, celle de l'âge moyen auquel ont succombé nos malades. En voici le résumé : Tanneurs, 38,90 ; mégissiers, 37,25 ; corroyeurs, 40,85.

D'après ces diverses statistiques, établies avec beaucoup de soin, nous croyons pouvoir affirmer une chose, c'est que l'immunité dont jouissent les tanneurs par rapport à la phthisie pulmonaire, quoique notable certainement, n'est pas aussi considérable que l'avaient pensé les auteurs étrangers, soit allemands, soit anglais.

Mais en face d'un mal aussi terrible, il est permis de penser, à défaut de conclusions positives et en attendant qu'on puisse arriver à la vérité absolue, il est sans doute permis de penser que c'est déjà un beau résultat que de ne pas développer ou enrayer la phthisie quand tant d'industries fournissent un si fort contingent de phthisiques, et quand le travail trouve dans cette maladie une ennemie si cruelle.

Combien parmi les ouvriers cordonniers, les ouvriers peintres, les tailleurs, les boulangers, les menuisiers, les typographes, les aides de cuisine, les ouvriers des forges, des manufactures où l'on travaille la laine et le coton, les ouvriers en peignes qui respirent constamment la poussière d'écaille, les ouvriers en glaces, combien, dis-je, parmi tous ces travailleurs n'en a-t-on pas compté qui avaient succombé à une phthisie acquise dans leur métier?

Sans admettre, comme les médecins anglais dont nous avons cité les opinions et à l'instar des auteurs allemands dont nous avons également rapporté les témoignages, que c'est uniquement et d'une façon absolue à la poussière de tan que les tanneurs doivent de devenir moins fréquemment phthisiques que d'autres, et sans proposer de faire du tannin de chêne, quoique son influence heureuse soit incontestable, le plus précieux spécifique de la maladie, nous dirons que le tanneur est ici providentiellement protégé par le milieu où il se trouve et par tout l'ensemble des conditions spéciales où la tannerie le place.

Dans ces vastes espaces libres où il travaille, le tanneur respire un air plus pur; il se livre à un exercice salutaire qui développe ses poumons. Le tanneur est d'ailleurs robuste et il est rare qu'il ait, du côté de l'hérédité, des antécédents de phthisie.

Une chose que nous pouvons répéter encore ici, c'est que les ouvriers qui s'occupent de la grosse besogne, à quelque industrie qu'ils appartiennent, ne sont guère phthisiques : cela tient peut-être moins à la nature de leurs occupations qu'à leur solidité native, et à cette vigueur de constitution qui les a poussés vers ce genre de vie ; et, à cet égard, le tanneur pourra être assimilé au charretier, au charpentier, au serrurier, au couvreur qui sont presque tous des hommes robustes. Les bouchers (1) peuvent être mis sur la même ligne ; ce sont sans contredit les

(1) On a constaté, et ceci trouve son application ici que la *graisse* détruisait les *tubercules*. On a vu des jeunes gens chétifs d'abord, et de mauvaise constitution, devenir, dans la profession de boucher, très robustes et voir leur constitution se refaire et devenir très forte.

On ne peut pas cependant être exclusif au point de dire que c'est par les voies respiratoires seules qu'a lieu ce phénomène, c'est aussi par le tube gastrique.

travailleurs les plus favorisés ; ces émanations de sang chaud des bêtes immolées imprègnent l'atmosphère et sont d'un heureux effet sur les voies respiratoires.

Fluxion de poitrine chez les tanneurs.

Nous avons vu, même assez en détail, jusqu'à quel point et comment les ouvriers tanneurs proprement dits pouvaient être exempts de la phthisie, dans quelle mesure à peu près exacte ils pouvaient être frappés.

A côté des tanneurs proprement dits, la statistique est venue nous apporter d'autres documents, et nous avons vu, de fait, que les ouvriers corroyeurs, soumis dans leur travail à un tout autre ensemble d'influences et placés dans un milieu différent, ne permettaient pas de conclure à des conséquences aussi heureuses. Ces derniers sont plus prédisposés à la phthisie. S'il faut s'en tenir au chiffre restreint qui a permis d'établir la statistique, il succombe plus d'ouvriers corroyeurs par cette maladie que d'individus faisant partie de la population moyenne et placée dans les conditions ordinaires de la vie.

D'autres affections pulmonaires, moins dangereuses et moins graves que la tuberculose, parce qu'elles sont plus curables, présentent quelque intérêt à être examinées chez les ouvriers dont nous nous occupons; elles peuvent encore nous arrêter un moment.

Comme tous les ouvriers qui se livrent à un exercice violent, les corroyeurs sont souvent emphysémateux; je veux dire qu'il arrive quelquefois que la respiration de ces ouvriers devient gênée, pénible, et qu'ils s'essoufflent facilement, par exemple, en montant un escalier ou une pente rapide. Penchés sur leurs tables, et dans les violents efforts des bras et des muscles de la poitrine, leur respiration se fait d'une façon saccadée et brusque (c'est ce qui produit encore des hernies fréquentes chez ces ouvriers). L'air étant alors introduit dans le poumon d'une façon exagérée et comme comprimé dans l'organe, se répand dans son tissu, dilate par sa simple action mécanique ses vésicules et pénètre dans son parenchyme : il se produit alors pour ces ouvriers une difficulté de respiration, une gêne pénible qui se change en dyspnée, comme chez les chanteurs. C'est une suffocation remplie d'anxiété à la moindre fatigue corporelle.

De simples rhumes peuvent amener cet état, qui arrive rarement d'ailleurs à avoir de trop graves conséquences pour les corroyeurs.

Parmi les affections qui viennent naturellement se ranger dans ce cadre de maladies qui s'attaquent aux voies respiratoires, bronchites aiguës ou chroniques, pleurésies, asthme, congestions pulmonaires, etc..., par lesquelles le tanneur, comme tout homme exposé aux refroidissements, peut être frappé, nulle n'est plus fréquente et plus grave que la pneumonie.

Il est un fait d'expérience que la pneumonie, que l'on appelle vulgairement *fluxion de poitrine*, est d'autant plus commune que les individus ont fait plus d'excès ou qu'ils se sont livrés à des travaux plus rudes. Ce qui la rend grave, c'est qu'elle vient souvent compliquer d'autres maladies.

Il nous serait trop long, et ce serait même sortir tout à fait de la sphère d'idées où nous devons nous maintenir, d'exposer ici une histoire pathologique de la fluxion de poitrine à propos du plus ou moins de fréquence que cette maladie peut avoir chez l'ouvrier tanneur. Voici seulement quelques calculs approximatifs qui peuvent présenter dans quelle proportion on la trouve.

Sur un ensemble de 63 affections de poitrine aiguës ou chroniques, toutes constatées chez des tanneurs proprement dits, elle a frappé 22 individus, c'est-à-dire 1 individu sur 2,7. — 4 sont morts : ce qui donne 1 sur 5,5 malades.

Il faut dire une chose : c'est que chez les mégissiers les rapports furent moins élevés.

Chez les corroyeurs, les chiffres donnés par la statistique sont à peu près les mêmes que chez les tanneurs, 1 malade sur 2,8. — 1 décès sur 4,6.

Il serait peut-être plus facile de dire comment se guérit la fluxion de poitrine et quel doit être son traitement, que d'exposer comment il faut la prévenir.

Il est certain que des individus affaiblis, débiles, que les vieillards ou les enfants, que ceux qui s'épuisent en faisant plus qu'ils ne peuvent, en dépensant plus de forces dans leur travail quotidien qu'ils n'en réparent par une nourriture mauvaise et insuffisante, sont plus prédisposés que d'autres à contracter des fluxions de poitrine.

Là encore les excès alcooliques, autre cause d'affaiblissement de l'économie, qui troublent la circulation et changent les qualités du sang, sont d'une influence fâcheuse, et ce sont des causes qu'il faudrait éviter. Nous nous sommes suffisamment étendus à ce sujet dans notre première partie.

En outre, et dans la plupart des cas, c'est par un refroidissement du corps, et nous avons indiqué, au sujet des rhumatismes, comment on saura s'en garantir.

III

Le piletan.

Etat des piletans en face de l'hygiène. — Leur travail. — Leur habitation. — Moyens prophylactiques des fièvres intermittentes.

Les piletans qui hachent et pilent l'écorce de chêne pour la réduire en poussière sont astreints la plupart à vivre aux bords des rivières qui font marcher leurs moulins. Inutile de rappeler ici les opérations qui se passent dans ces *moulins à tan* hydrauliques. Ils sont d'ordinaire composés d'un rez-de-chaussée où sont les pilons et le hachoir, et d'un étage supérieur où il y a d'ordinaire une *noix* et un *coupe-écorce.*

Les halles aux écorces sont à proximité. Le premier travail du piletan est d'apporter les fagots d'écorces de ces halles à son moulin, maniement peu pénible si on le compare au chargement des sacs de blé qui incombe aux meuniers.

La dernière opération consiste à charger les sacs de tan fabriqué que l'on vient chercher des tanneries. A ce moment, le piletan est dans la poussière de tan jusque par dessus la tête. Ces gens ont l'habitude de placer au-devant de la bouche et du nez un tampon d'étoupe maintenu par des ficelles attachées derrière les oreilles et destiné à tamiser l'air nécessaire à la respiration ; c'est une bonne précaution. Mais ces ouvriers vivent constamment dans une atmosphère plus ou moins chargée de cette fine poussière, et plusieurs m'ont appris que durant leur apprentissage et en débutant ils avaient été incommodés, qu'ils toussaient alors beaucoup. Peu à peu la tolérance des poussières de leur moulin s'était établie et même facilement. On conçoit cette irritation pulmonaire plus ou moins vive selon les individus, et quoique je ne connaisse aucun cas à citer où il s'est produit des phthisies ou des phlegmasies chroniques se rattachant avec évidence à cette cause, je crois qu'il n'est pas inutile d'assurer la ventilation complète des moulins à tan. On devra donner à ces moulins une hauteur d'étage suffisante et les pourvoir de grandes ouvertures.

La pathologie du piletan n'a pas de cachet bien spécial en dehors de là. Cependant, comme il couche dans son moulin, qui est assez souvent bâti sur le lit même de la rivière, le piletan est sujet aux fièvres intermittentes, assez rares dans le nord et dans le centre de la France, où les rivières ont un cours plus rapide et dont le lit est moins encombré des végétations aquatiques. Ces fièvres deviennent plus fréquentes à mesure que l'on s'avance du côté du Midi. Je ne saurais mieux mettre sur la voie des indications à remplir dans les cas où les fièvres intermittentes viendraient à sévir dans un endroit qu'en citant un extrait du journal *Monpellier médical* (juin 1864) (1).

Voici comment MM. Pecholier et Saint-Pierre s'expriment :

« Nous avons recueilli des faits nombreux qui nous ont permis de constater une diminution très réelle dans le danger de contracter les fièvres aux environs du Lez et surtout dans l'intensité de ces affections : Essayons d'indiquer les causes de cet heureux changement... Pour le Lez lui-même, ces transformations heureuses sont la diminution très notable des plantes aquatiques qui, submergées pendant l'hiver, surnageant au printemps, finissent en été et en automne par être mises à sec en des points nombreux. Rien n'est plus favorable à la production des effluves que l'action du soleil sur les végétaux mis à sec par les basses eaux. Aujourd'hui, les plantes aquatiques sont plus rares, pour divers motifs : en premier lieu, par l'action destructive de plusieurs violentes inondations successives qui ont nettoyé le lit de la rivière, par le curage entrepris pour l'établissement de bassins de natation, d'abreuvoirs, de lavoirs, etc..., peut-être aussi enfin par l'action des eaux savonneuses sur une foule de points où travaillent les blanchisseuses. Nous ajouterons à ces causes les soins plus grands apportés par les propriétaires à nettoyer les rives du Lez, à élaguer sur les francs

(1) *Études d'hygiène sur quelques industries des bords du Lez*, par G. Pecholier et C. Saint-Pierre.

bords les arbres qui peuvent nuire à la récolte. — Nulle part, plus qu'à Lavalette, cet élagage n'a produit de bons résultats. Des arbres très touffus plantés sur le bord du Lez y faisaient, tout le long du parc attenant au château et à d'importantes usines, un magnifique rideau de verdure. Le lit de la rivière était ainsi complètement à l'abri des vents du nord-ouest, et les fièvres sévissaient énergiquement... Aujourd'hui une bonne partie des arbres ont été abattus, les taillis ont été rasés. Certes, le promeneur qui se rappelle le passé éprouve quelque désenchantement ; mais les habitants de Lavalette se réjouissent au contraire des modifications qui ont assaini ces lieux. La fièvre est devenue bien plus rare et les courants d'air balayent les effluves qui s'accumulaient jadis sur le lit de la rivière. — Comme dernières causes de ces bons effets, MM. Pecholier et Saint-Pierre ajoutent l'activité plus grande donnée aux usines du Lez, qui a amené de la part des industriels des travaux plus parfaits d'endiguement, un resserrement du lit en certains endroits et un entretien plus régulier des canaux de dérivation. »

Il en est qui ont voulu voir dans le tan lui-même une action fébrifuge et un antipériodique qui préservait à la fois le piletan et le tanneur. C'est à des médecins du Centre et du Nord, qui s'étonnaient de l'immunité de ces ouvriers, que j'ai entendu formuler cette idée. Je pense qu'il faut attribuer cette action non au tan mais à la rapidité des courants d'eau et à la température des contrées aussi bien qu'à leur situation.

Quinze cas en tout, sur 1,358 ouvriers tanneurs, représentent dans la statistique de M. Beaugrand le contingent des fièvres intermittentes.

IV.

Le Typhus et les Cuirs verts.

En 1874, en revenant du Brésil sur le paquebot *la Gironde*, M. le professeur Jaccoud eut l'occasion d'observer, à bord, une épidémie de *Typhus*, dont il nous a laissé l'exacte compte-rendu (*Gaz. heb.*, janvier 1875); il en conclut que c'étaient les *peaux* séchées et préparées d'une façon défectueuse qui avaient occasionné le fléau dont on fut longtemps à soupçonner la cause.

« Le paquebot-poste *la Gironde*, de la compagnie des Messageries maritimes, est un navire de construction récente, non moins remarquable par la puissance de sa marche, que par la beauté des aménagements intérieurs, pour lesquels ont été largement utilisés tous les progrès de l'hygiène navale.

» La ventilation générale du navire est parfaite, les cabines sont grandes et largement aérées; même, lorsque les sabords sont fermés, parce que les parois et les portes sont à claire-voie, les logements de l'équipage et les dortoirs des passagers de première classe répondent, dans la mesure du possible, à toutes les exigences de l'hygiène; enfin, l'admirable propreté qui règne dans toutes les parties du navire, sans exception, est vraiment au-dessus de tout éloge; ce n'est pas tout : dans son voyage d'aller, *la Gironde* avait à transporter, à Rio-Janeiro, la princesse impériale du Brésil, et, pour cette occasion, le bâtiment avait été complètement nettoyé et totalement refait à neuf; au retour, en Europe, les peintures avaient encore toute leur fraîcheur, aucune de ces odeurs *sui-generis*, si pénibles à bord, n'était appréciable, la propreté du paquebot était immaculée; c'était vraiment un navire neuf présentant, au point de vue sanitaire, l'idéal du désirable (1). »

Malgré les conditions parfaites du paquebot et de son équipage, c'est deux jours et demi après son départ qu'on voit brusquement quelques hommes d'abord, une vingtaine ensuite, être pris des symptômes du typhus exanthématique.

La cause échappe aux premières investigations des hommes compétents, et la nature même du mal n'est rien moins que certaine.

Il était évident, pourtant, qu'on ne devait chercher la cause morbigène que dans le bâtiment dont nous venons de voir l'excellence des conditions; voici, d'ailleurs, quel était son chargement :

» A l'exception de quelques sacs de café, le chargement était entièrement composé de toisons de mouton et de peaux de bœuf desséchées; les toisons avaient été arrimées dans les cales d'avant et d'arrière. Les cuirs, au nombre de 4,000, avaient été placés en partie dans les mêmes localités, et en partie dans la cale aux bagages.

» Les hommes qui avaient travaillé à l'arrimage de ces peaux avaient remarqué qu'elles émettaient, dans le déplacement, bien plus de débris qu'il n'est ordinaire. Après l'opération du chargement, ces débris animaux et la poussière plus ou moins grossière qui se dégagent toujours dans ce travail, formaient, sur les choses et sur les hommes, une couche beaucoup plus épaisse que de coutume, et le nettoyage consécutif avait exigé un temps et un labeur tout à fait insolites. Ces faits exceptionnels n'avaient point inquiété, ils n'avaient pas même surpris, car on avait su alors qu'une partie du chargement n'avait été prête qu'au dernier moment, et que, pour en assurer le départ, on

(1) Jaccoud, Appendice à la pathologie interne.

avait dû procéder à la dessiccation avec une rapidité inusitée. Ces cuirs de la dernière heure avaient été arrimés dans la cale aux bagages, et l'on s'expliquait encore par là l'odeur abominable qui se répandait dans le faux-pont lorsqu'on ouvrait ce compartiment; cette odeur, semblable à toutes celles qu'exhalent en toute circonstance des matières animales accumulées en dessiccation imparfaite, était toute différente de celles que produisent d'ordinaire les chargements de cette nature lorsque la préparation en a été vraiment complète; cette différence était journellement rémarquée par tous les hommes que leur expérience mettait à même de faire cette comparaison. Les cuirs étaient donc, en partie du moins, mal préparés; mais ce n'est pas tout : une épizootie meurtrière régnait à La Plata sur les bêtes à cornes et sur les bêtes à laine. Je n'ai pu avoir de renseignements précis sur les caractères de cette maladie, mais la cause en a été unanimement attribuée à l'alimentation insuffisante dont avaient souffert des bestiaux par suite de la disette des fourrages; c'était une maladie famélique. Or, il est notoire que dans ces régions lointaines les peaux des animaux malades ne sont point détruites, et qu'elles sont utilisées comme les autres pour l'exportation; cela étant, on peut avancer avec une probabilité voisine de la certitude que notre chargement comprenait, en proportion plus ou moins notable, des peaux d'animaux frappés par l'épizootie. Il était difficile, on en conviendra, de trouver un ensemble de conditions plus fâcheuses; c'était assez déjà pour autoriser cette conclusion : des peaux mal préparées ou malsaines ont produit la maladie typhique de *la Gironde* (1). »

Nous ajouterons que l'enquête a prouvé que les individus qui ont tous été affectés avaient subi plus longuement

(1) Jaccoud, Appendice aux quatre premières éditions de la Pathologie interne.

et plus directement l'influence des cuirs; de plus, et pour confirmer l'idée de M. Jaccoud, la fermeture de la cale qui renfermait ces peaux altérées fut condamnée jusqu'au port. L'acide phénique abondamment répandu, l'isolement des premiers sujets atteints par la maladie mirent fin à cette épidémie, qui menaçait l'équipage entier et les passagers.

Ce fait particulier, et sur lequel nous avons tenu à citer textuellement un observateur et un médecin des plus distingués, a une importance pathogénique qui n'échappera à personne.

Comment se fait-il que l'aventure de *la Gironde* soit en contradiction flagrante avec tout ce qu'on sait et tout ce qu'on observe sur le typhus dans les tanneries et dans les établissements où l'on prépare les peaux?

Le typhus, en général, qu'il s'agisse en effet du typhus abdominal ou fièvre typhoïde proprement dite, ou du typhus exanthématique qui sévit dans les grands centres où il y a accumulation exagérée d'individus, ou, enfin, du typhus cérébro-spinal, épargne, de préférence, les tanneurs.

La contradiction n'est qu'apparente, et l'on ne peut certes comparer une tannerie, établissement largement ouvert et aéré, à la cale d'un navire. On a pu voir ce que pouvaient produire les miasmes accumulés, concentrés pour ainsi dire dans des espaces restreints; il est probable qu'il en serait de même dans une tannerie si l'on fermait hermétiquement les hangars où l'on dépose les peaux à leur arrivée, et si l'on forçait les ouvriers à les travailler dans des espaces clos; dans ce cas, on ne verrait plus les tanneurs jouir d'une grande immunité, on les verrait au contraire succomber les premiers, engendrer même l'épidémie qui aurait son foyer et son germe, comme on le voit, dans la tannerie elle-même.

L'aération, le lavage à grande eau, ont ici une importance capitale; il n'est personne, après avoir lu ce qui précède, qui puisse en douter.

V

S'il est vrai que les tanneries donnèrent jamais la peste?

Aujourd'hui que nous ne savons plus guère ce que c'était au juste que ce mal terrible, qui n'est plus parmi nous qu'à l'état de souvenir historique et dont les coups étaient, paraît-il, si désastreux sur les populations des siècles passés, nous avons de la peine à nous imaginer la panique et l'effroi que pouvaient répandre, dans l'esprit des gens ignorants de l'époque, une industrie, une ville, une contrée qui passait pour donner la peste.

Les vers du fabuliste, qui sont dans toutes les mémoires, peuvent en donner une juste idée.

Longtemps la tannerie fut reléguée comme une industrie de troisième ordre, parmi les professions les moins goûtées. Ses débuts furent peu brillants, et c'est peut-être à cause de ses modestes ateliers, à cause de l'humilité même de la condition des premiers tanneurs, qu'on la calomnia beaucoup, et particulièrement au sujet de la peste.

La peste est, comme maladie, une espèce de typhus accompagné d'éruptions à la peau, de bubons aux aines et sous les aisselles, d'anthrax ; elle est également caractérisée par des vomissements, de la diarrhée, une fièvre intense.

Il y eut à Rome, sous l'empereur Antonin, une peste très grave dont les ravages furent affreux.

La peste d'Athènes sévit d'une manière effroyable pendant la guerre du Péloponèse, dans le cinquième siècle avant l'ère chrétienne.

Mais la plus formidable épidémie dont l'histoire ait conservé le souvenir est celle qui régna au milieu du quatorzième siècle; elle vint d'Asie et elle ravagea l'Europe et l'Afrique.

Mais ce n'est qu'au seizième et au dix-septième siècle que quelques loïmographes, décrivant ces épidémies si communes, ont fait observer que les tanneurs en étaient généralement exempts.

Le Paulmier, qui, suivant l'usage établi de l'époque, écrivait sous le nom latinisé de Palmarius, avait reconnu par l'expérience que les tanneurs qui habitaient au centre de Paris étaient très rarement attaqués de la peste, même aux époques où la maladie sévissait avec le plus de violence. « C'est qu'en effet, dit-il, la vapeur fétide qui remplit tout le voisinage ne permet pas à l'air pestilentiel de pénétrer dans leurs demeures. »

Quelques auteurs, en reconnaissant la vérité du fait, l'expliquent d'une autre manière.

Les tanneurs et ceux qui, comme eux, sont en rapport habituel avec les matières putrides, jouissent d'une sorte d'immunité à l'égard de la peste, parcequ'ils sont habitués aux émanations malsaines. « Et, en effet, dit Le Paulmier, ceux qui vident les latrines et les égouts les plus infects, les religieuses qui, dans les hôpitaux, soignent les malades, sont si bien accoutumés eux aussi aux mauvaises odeurs et à la viciation de l'air, qu'ils bravent en riant les pestes les plus terribles (1). »

Nous avons également le témoignage de Lancisi, qui pratiqua la médecine à Rome pendant toute sa vie. Lui qui avait étudié comparativement avec l'air des marais les autres émanations reconnues et réputées malsaines, dit en propres termes que les citoyens qui habitaient le voisinage des ateliers des corroyeurs, probablement à cause

(1) De Febre pestilentiali. Lib. I, c. 15, p. 347. — Paris, 1578.

des mauvaises odeurs qui s'en échappaient, étaient plus que d'autres à l'abri de la contagion. C'est ce qu'il explique par les procédés employés dans les tanneries et qui doivent rendre cette industrie *plutôt salubre que nuisible.*

Le docteur Beaugrand nous apprend qu'au rapport de Cirillo, le cardinal Gastaldi, dans son ouvrage intitulé : *De Peste avertanda et profliganda* (Bononiæ 1864), aurait reconnu la même immunité à Rome pendant la grande épidémie de 1656, dans le quartier (Rione della Regola) habité par des tanneurs. Mais c'est vainement que le savant bibliothécaire de l'École de médecine a compulsé le volumineux in-folio du célèbre cardinal, il n'a pu y rencontrer le passage dont parle Cirillo. L'auteur, paraît-il, est au contraire profondément imbu de la doctrine contraire et généralement adoptée jusque-là, que la peste est surtout due aux émanations fétides, parmi lesquelles celles qui proviennent des matières animales putréfiées tiennent le premier rang.

Nous ne mettons pour notre part nullement en doute la réalité de l'immunité particulière des tanneurs pour la peste. Quant à la mesure de cette immunité, la statistique seule pouvait nous la faire apprécier. Par malheur, ce précieux moyen d'investigation n'était pas, on le sait, employé par nos pères.

Nous sommes donc tout à fait forcés de nous contenter ici de probabilités et d'à peu près.

A défaut de documents plus certains, nous adopterons volontiers la conclusion d'un vieux règlement recueilli par nous à la bibliothèque des manuscrits et dont l'intérêt anecdotique ne manque pas d'une certaine valeur.

Voici l'histoire dont il s'agit :

En même temps que le cuir plaqué (cuir fort) que les commissionnaires ou les vendeurs apportaient à la Halle aux Cuirs pour y être lotis par les jurés du marteau, on y amenait également des peaux fraîches. La Halle était alors rue Mauconseil, entre la rue Saint-Denis et la rue Montorgueil.

Les voisins de ladite Halle se plaignaient souvent de la détestable odeur que ces peaux exhalaient et des ennuis que leur créaient les allées et venues, les charrois, les déballages de peaux que le commerce important qui s'y faisait rendait inévitables. Les lingères de la *rue de la Lingerie* se plaignirent, entre autres, qu'au voisinage de la Halle aux Cuirs la poussière des peaux leur faisait mal aux yeux et que les crocheteurs de ladite Halle leur avaient dit des insolences. Il y eut procès-verbal de la chose. Il fut même donné raison aux plaintes fondées de ces charmantes et suceptibles lingères. On enjoignit aux crocheteurs de ne plus décharger dans la rue, au sortir de la Halle, les basanes, les peaux de cochons et les peaux de veaux.

Les lotisseurs furent priés de ne plus lotir au milieu de la rue, mais dans la Halle.

Quant à la mauvaise odeur qui incommodait les lingères voisines, on se contenta de leur affirmer, de par le roi, *qu'il n'était pas vrai de dire que la senteur des cuirs pouvait donner la peste; au contraire, qu'il n'y avait rien de plus souverain contre icelle.*

Ces tanneries, jadis bafouées et réputées malsaines à cause de leur odeur, et préconisées ici comme le remède souverain, le vrai remède de la peste nous semble une des plus jolies conclusions que les auteurs d'un jugement aient jamais trouvées. Les plaignantes durent s'en retourner satisfaites.

VI

Le choléra et les tanneries.

La science médicale n'est ni suffisamment fixée sur la cause du choléra, ni assez bien arrêtée sur sa prophylaxie et sur son traitement, pour qu'il nous soit permis d'en causer comme il faudrait et comme nous le voudrions.

En face d'une aussi grave question, si discutée, nous n'aurons garde d'être absolu.

Qu'on nous pardonne d'abord les quelques idées générales qui vont suivre : Elles n'ont pas d'autre but que de mieux faire connaître l'état de la question et de quelle façon et dans quelle mesure elle doit être résolue.

Le choléra étant une maladie relativement moderne, à moins que ce ne soit une des vieilles épidémies qui vienne nous visiter sous un autre nom et sous une autre figure, le choléra est très intéressant à étudier au point de vue de l'hygiène des tanneries.

Le choléra, si problématique dans ses causes et dans sa nature elle-même, et dont le caractère spécifique est d'être éminemment contagieux, trouve chez le tanneur des conditions spéciales, exceptionnelles, qui tantôt le rendent moins redoutable, tantôt en détruisent les effets.

Voici l'origine que l'on donne au choléra et la patrie qu'on lui reconnaît :

Dans les districts où les pèlerins mahométans viennent chaque année par centaines de mille accomplir leurs pratiques religieuses, au confluent du Gange et de la Djumna, l'encombrement, la saleté, les excès de toute nature sont les causes auxiliaires toutes puissantes du choléra, surtout lorsqu'elles se rencontrent associées à des influences saisonnières favorables; mais des auteurs autorisés prétendent que ce ne sont pas là les causes génératrices du poison : Le choléra est lié au terrain ; il y est contenu : le fait semble prouvé.

On sait comment, partie de là, cette épidémie meurtrière vint, en 1817, envahissant successivement l'Asie, l'Afrique, l'Amérique, l'Europe, sévir dans nos pays, qu'elle a parcourus de 1832 à 1839.

Presque entièrement disparu de France pendant treize ans, ce fléau nous visita de nouveau en 1849 ; il fit au moins autant de victimes qu'à sa première apparition. Enfin, de novembre 1853 à mai 1854, nous eûmes à traverser, pour la troisième fois, une épidémie qui fut bénigne, surtout si on la compare aux deux autres.

Si ceux qui furent constamment d'avis de reléguer le plus loin possible les établissements où l'on travaille la peau pour en faire du cuir, avaient été témoins de la préservation relative des tanneurs au milieu de ces grandes épidémies, ils seraient revenus sur leurs idées.

On ne saurait se le dissimuler, ce fut presque toujours et avant tout la raison d'hygiène qui fit qu'on éloigna des villes les tanneries. Ce fut certainement là la cause principale qui les confina, à une époque qu'on pourrait faire remonter aisément jusqu'à Philippe-Auguste, sur les bords de la petite rivière de Bièvre, quartier éloigné et presque désert, placé alors à l'écart, au milieu de vastes et vertes prairies.

Je connais une petite ville essentiellement composée de tanneurs ; non-seulement on y est jusqu'à un certain point exempt de plusieurs maladies, mais l'on s'y porte à merveille. Il est de tradition dans le pays que le choléra n'y put et n'y pourra jamais pénétrer.

Mettant de côté la bonne idée, intention naturelle et légitime, que les gens cherchent toujours à donner du pays qu'ils habitent, je crois cette opinion fondée.

Le choléra, malgré ce qu'on en a pu dire, s'est donc joué de toutes les prévisions des alarmistes. On l'a vu décimer des localités qui passaient pour éminemment salubres, tandis qu'on l'a vu respecter des villes et des villages qui étaient regardés comme d'un séjour malsain.

De même que pour la peste, on avait avancé, en 1832, que les tanneurs étaient à peu près exempts du choléra. Cette assertion fut répétée et l'on soutint que l'action tonique des émanations du tan sur les muqueuses devait, en raison de l'acide tannique que renferme ces émanations, assurer une immunité contre le choléra.

A Saint-Pétersbourg, sur les vingt mille personnes qui furent atteintes par l'épidémie, en 1849, on ne trouva pas un seul tanneur.

La même chose arriva à Merseburg, dans l'épidémie assez grave de 1850. Les rues étroites de cette ville, qui sont situées vers la Saal et qui sont surtout habitées par les tanneurs, les boyaudiers et les fabricants de colle, jouirent d'une remarquable immunité.

Néanmoins, à Paris, soit que les moyens d'établir une statistique précise fissent absolument défaut, soit que les ouvriers n'aient pu, malgré leur genre de travail, échapper à l'épidémie, d'après les registres de la Pitié et le grand travail adressé au préfet de la Seine sur le choléra de 1832, et qui comprend les décès à domicile et dans les hôpitaux, classés par profession, le docteur Beaugrand n'a pas trouvé qu'il y ait eu immunité.

L'année 1849 ne lui donna pas un résultat plus favorable. Le faubourg Saint-Marcel n'est plus ce qu'il était, et il faut dire aussi que d'ordinaire les conditions heureuses où le tanneur se trouve placé pour résister mieux qu'un autre à l'épidémie : forte constitution, travail au grand air, émanations fortifiantes du tan, se trouvent souvent atténuées à Paris, par les nécessités spéciales des ateliers de la capitale ; ces ateliers n'ont peut-être pas toujours l'espace et l'étendue qui rendent d'autres établissements de province si singulièrement hygiéniques pour les travailleurs. Il est important d'ajouter que les tanneurs de Paris, sortis des ateliers et rentrés dans leurs demeures, se trouvent alors dans les mêmes conditions que le reste des habitants, et sont alors soumis à tous les inconvénients d'une agglomération considérable d'individus, agglomération si grave en temps d'épidémie.

Ceci nous expliquera facilement pourquoi les tanneurs, à Paris, moururent en aussi grand nombre que les ouvriers des autres professions ou ne furent que relativement épargnés.

Si nous ne craignions d'effaroucher par des expressions par trop spéciales, et si d'ailleurs nous osions nous avancer un peu sur le terrain aventureux des hypothèses, il en est de fort intéressantes, nous essayerions de donner une raison scientifique à un fait aussi remarquable.

On a observé dans les déjections des individus morts du choléra des parasites infiniment petits, des bacteries, des bacteridies (1), des vibrionniens (bacterium, bacteridium, vibrio rugula), tous appartenant aux protozoaires (2). De là à dire que ces protozoaires intestinaux étaient la cause du choléra, il n'y avait qu'un pas, et on n'eut garde de ne pas le faire. Cette opinion admise, il faut croire que ces infusoires qui se trouvent en grande quantité dans les produits de déjection des cholériques sont détruits ou éloignés par le tannin.

Ceci est très suffisant pour expliquer l'immunité constatée dont jouissent les tanneurs.

---

(1) Les *bacteridies* se trouvent dans le sang de l'homme qui succombe à la pustule maligne et à l'œdême malin. Comme nous avons parlé précédemment de la pustule maligne chez le tanneur, ce fait nous a paru intéressant à noter.

(2) Mathias Duval et Lereboullet. — Le microscope dans ses applications au diagnostic et à la clinique.

Plusieurs, néanmoins, ont poussé l'hypothèse plus loin. Constatant qu'au même degré que les tanneries et en même temps qu'elles, les fabriques de colles et les établissements où l'on remarque des matières organiques en décomposition, éloignaient le choléra et certaines maladies infectieuses, on les a vu prétendre que les miasmes qui propageaient ces maladies étaient détruits par les miasmes dégagés des matières putrides. Suivant leur raisonnement, voilà ce qu'on pourrait dire : c'est que plus les tanneries sentent mauvais et ont de détritus organiques en voie de décomposition, plus elles offrent de chances de pouvoir soustraire à la contagion. Cette armée de miasmes putrides qui se forment sur la place serait le meilleur préservatif.

Si l'idée semble paradoxale, on ne peut certes lui refuser, dans quelque mesure, un certain fondement de vieille expérience et de confiance professionnelle.

Échapper à la contagion, tel serait, en thèse générale, le moyen d'éviter le choléra; mais c'est ici précisément la difficulté du grand problème. On connaît quelques indications d'une efficacité relative et dont on s'est parfois trouvé bien, mais le vrai remède, le spécifique, est encore à trouver.

Surpris par une épidémie de choléra, le médecin demeure impuissant; spectateur désolé, il peut constater des symptômes, en expliquer quelques-uns, atténuer les plus graves; c'est en vain qu'il lutte contre le fléau qui vient dérouter toutes ses données scientifiques et les conseils de son expérience. La contagion, plus forte que lui, le déborde.

La seule chose qui pourrait le mieux mettre à l'abri du choléra serait une bonne hygiène : aucun excès, une bonne nourriture, des toniques, des habitations saines et aérées. C'est ce qui résulte de l'observation maintenant très multipliée des petites localités où le choléra s'est montré.

Une remarque que les faits viennent justifier, c'est que les classes pauvres ont toujours eu plus à souffrir que les classes riches dans les invasions cholériques. Les mesures sanitaires qui tendent à introduire la propreté et l'aération dans les villes, aux rues à population entassée et dans les demeures particulières, sont des plus utiles. En dehors de là, il faut un régime alimentaire suffisamment réparateur et bon. La seule mesure qui paraît avoir eu une grande efficacité est celle qu'a prise l'administration anglaise, à savoir, de poursuivre, à l'aide de visites domiciliaires de chaque jour, la diarrhée. En effet, il est d'observation qu'en temps de choléra les dérangements intestinaux sont très fréquents, et que, dans l'immense majorité des cas, le choléra vient non pas d'une manière foudroyante, mais précédé d'une diarrhée qui dure plus ou moins de temps. L'expérience paraît avoir démontré qu'en combattant cette diarrhée par les opiacées principalement, on prévient l'explosion de beaucoup de cas de choléra.

C. GUIGNARD.

FIN.

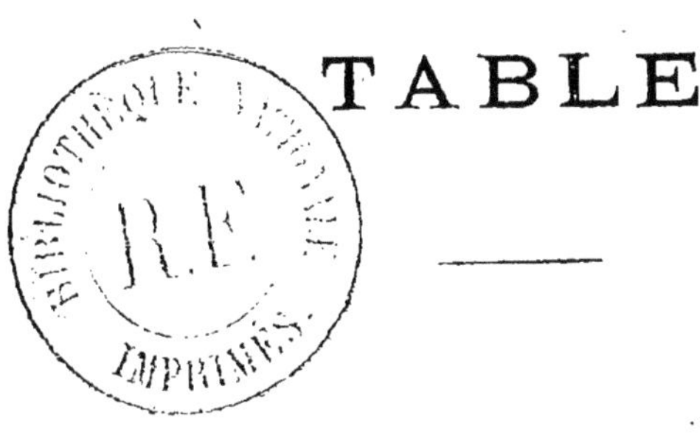

TABLE

FIN DE LA TABLE

PARIS
IMPRIMERIE BREVETÉE DE VEUVE ÉDOUARD VERT
29, RUE NOTRE-DAME-DE-NAZARETH, 29

www.ingramcontent.com/pod-product-compliance
Ingram Content Group UK Ltd.
Pitfield, Milton Keynes, MK11 3LW, UK
UKHW021004200726
13857UKWH00004B/1269